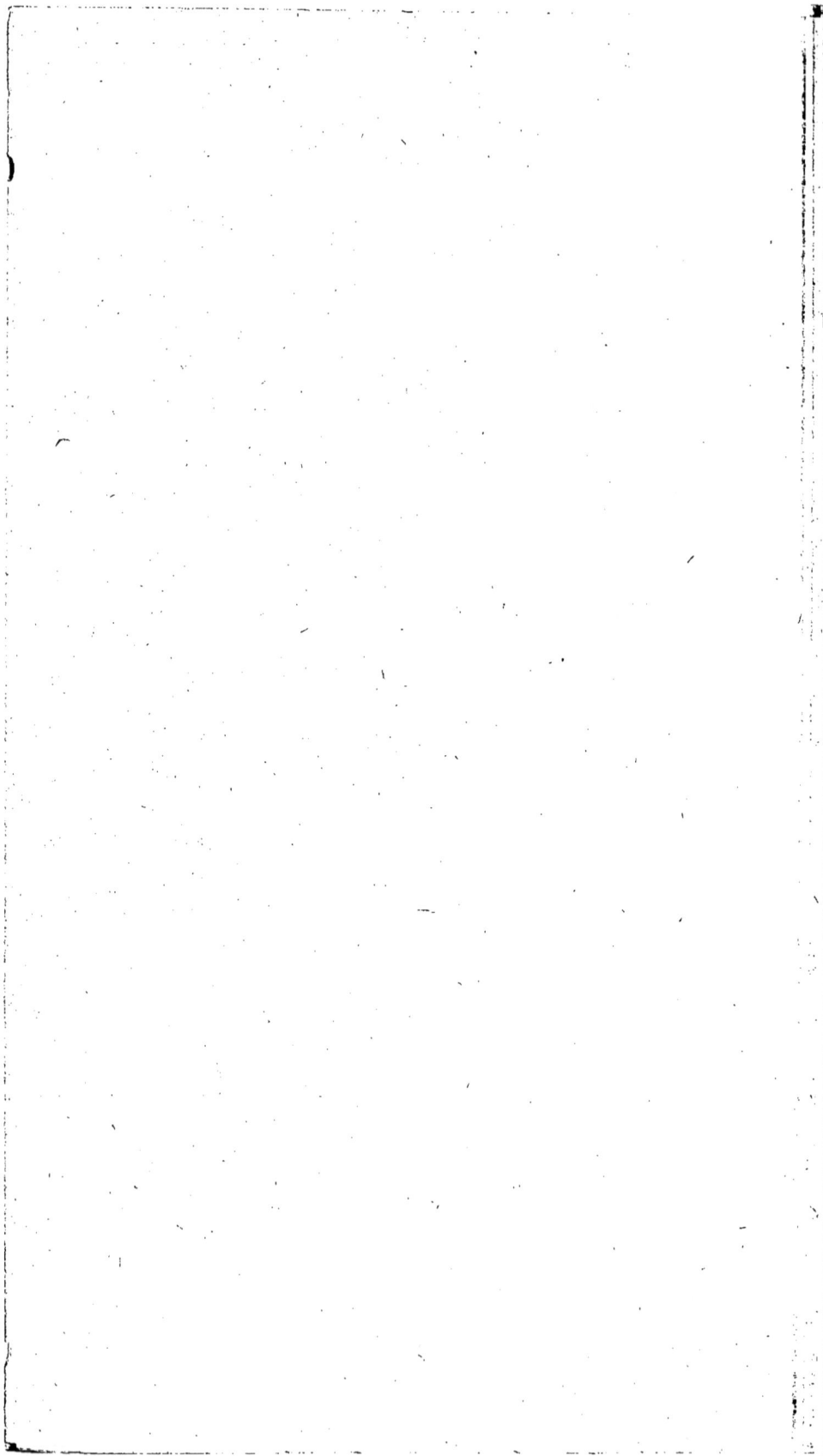

16914

P. RAMBAUD

CONSEILS D'HYGIÈNE

ET

JURYS MÉDICAUX

DE LA VIENNE

AU XIXᵉ SIÈCLE

POITIERS

IMPRIMERIE "L'UNION"

2, RUE THIBAUDEAU, 2

1905

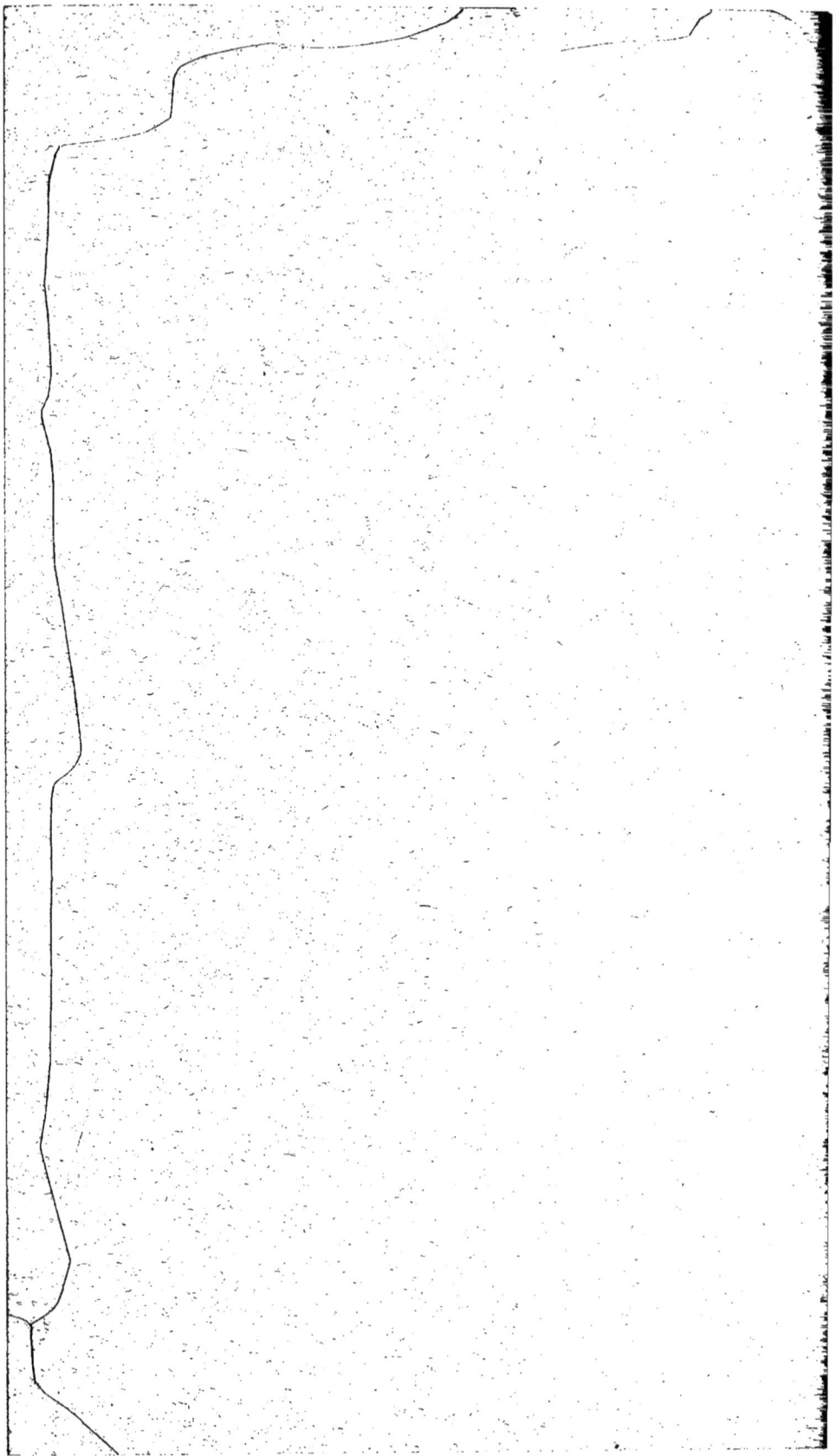

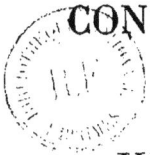

CONSEILS D'HYGIÈNE

ET

JURYS MÉDICAUX

DE LA VIENNE

AU XIXᵉ SIÈCLE

———

CONSEILS D'HYGIÈNE

ET

JURYS MÉDICAUX

DE LA VIENNE

AU XIXe SIECLE

PAR

P. RAMBAUD

Secrétaire du Conseil départemental d'Hygiène

POITIERS

IMPRIMERIE " L'UNION "

2, RUE THIBAUDEAU, 2

—

1905

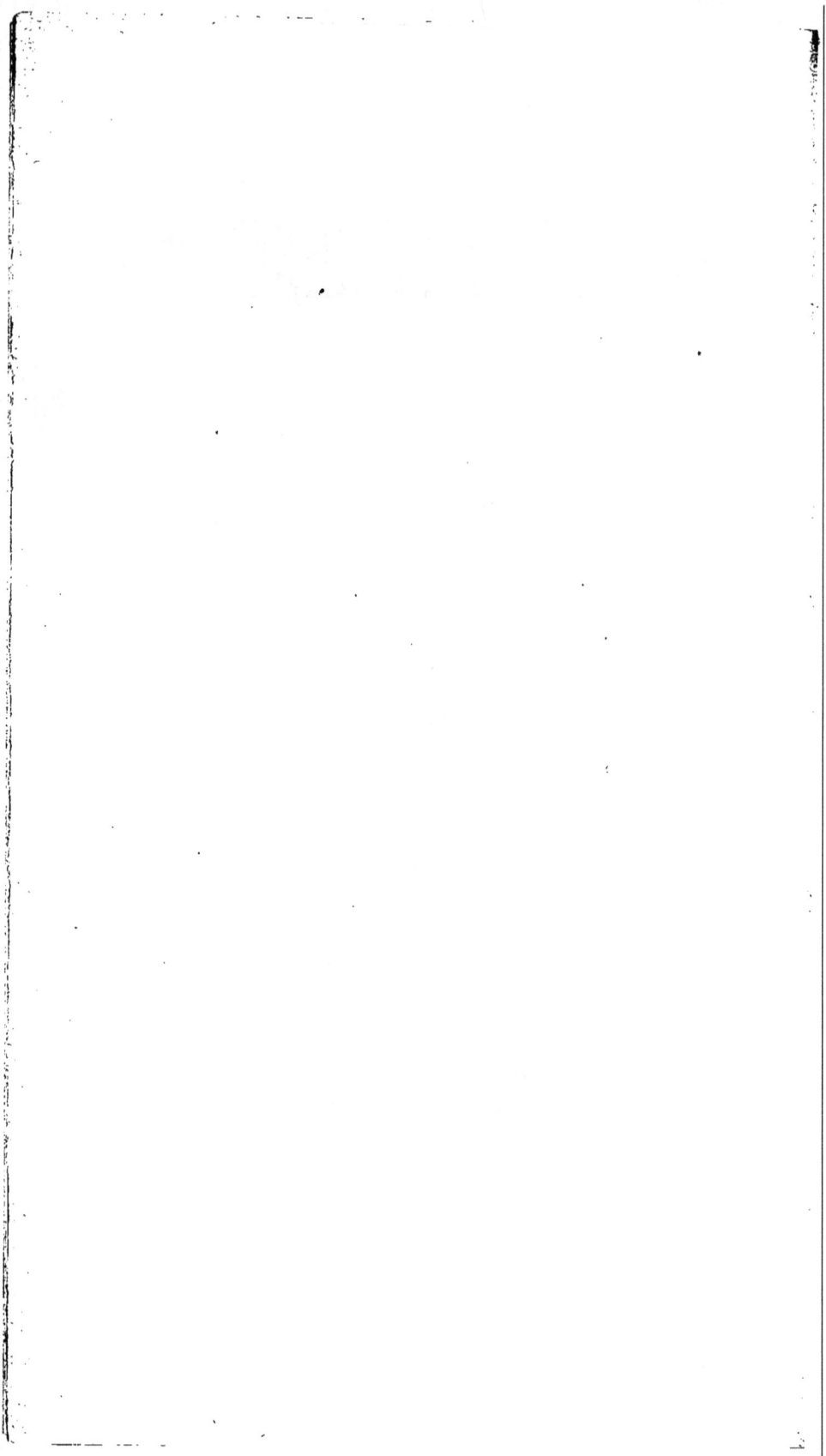

Conseils d'hygiène de la Vienne

(1859-1904)

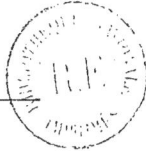

L'historique des Conseils d'hygiène de la Vienne a été fait en grande partie, d'abord par M. de Touchimbert pour une période allant de 1849 à 1876 (1) et ensuite par le Dr Jablonski pour une autre de 1876 à 1893 (2). Il ne nous restait donc à étudier seulement que la dernière de 1893 à 1904. Cependant nous avons pensé, qu'il serait bon, tout en résumant les travaux de nos honorables collègues, de présenter un aperçu complet de ce que fut cette institution et des services qu'elle a rendus à Poitiers et au département.

Les commissions spéciales s'occupant de la santé publique étaient créées d'une façon temporaire, avant que parut en 1848 l'arrêté ministériel instituant les Conseils d'hygiène. A chaque épidémie qui menaçait ou frappait les populations. Médecins et Pharmaciens assistés de quelques personnes notables étaient convoqués dans le but d'étudier les moyens propres à éviter ou à arrêter le fléau. C'est ce qui eut lieu pour la Vienne en 1832 quand la peste fit son apparition en France. Toutes ces commissions disparaissaient en même temps que le

(1) Recueil des Travaux du Conseil central d'hygiène de Poitiers 1889.
(2) Recueil des Travaux du Conseil central d'hygiène de Poitiers 1893.

danger cause de leur formation. Seul Paris conserva son Conseil supérieur d'hygiène créé en 1822 et ce fut lui qui servit de modèle à ceux des départements.

L'arrêté ministériel du 18 décembre 1848 institue dans chaque arrondissement un Conseil d'hygiène composé de sept membres au moins et de quinze au plus. Celui qui réside au chef-lieu du département prend le nom de *Départemental*. Il doit comprendre de douze à quinze personnes ; et les autres, sept seulement. En outre chacun des chefs-lieux de canton, peut en posséder un. C'est ce qui se fit immédiatement dans ceux de l'arrondissement de Poitiers. Dans les autres, l'on se contenta seulement de choisir un délégué. Ces Conseils de même que les délégués cantonaux ne rendirent à peu près aucun service et enfin de compte finirent par disparaître avant 1870.

Le Préfet, les Sous-Préfets et les Maires des chefs-lieux de cantons furent de droit présidents des nouveaux Conseils. Ceux-ci eurent seulement le pouvoir de désigner leurs vice-présidents et leurs secrétaires. Les membres nommés pour quatre ans étaient rééligibles par moitié tous les deux ans.

Un arrêté du Préfet de la Vienne en date du 1er février 1849 indique ceux qui doivent composer le nouveau Conseil départemental. On y voit figurer tous les hauts fontionnaires de la ville et parmi eux l'Évêque de Poitiers. Aussi le Ministre déclare-t-il que sur les 15 membres choisis il y en a d'abord trois de trop. et qu'ensuite le nombre des médecins et des pharmaciens s'y trouve trop peu élevé.

Un arrêté du 18 juin 1849 met toutes choses en état. On voit alors figurer sur la nouvelle liste cinq médecins, trois pharmaciens et un vétérinaire. Ainsi constitué, le nouveau Conseil fonctionne sans aucun changement jusqu'en 1873, A partir de cette époque. on lui adjoint d'abord six nouveaux membres ayant seulement voix consultative, et peu à peu le chiffre en est porté à douze. Pendant près de 25 ans, les vice-présidents et les secrétaires sont élus d'une façon fort irrégulière. Cette irrégularité persiste encore bien plus longtemps dans les Conseils d'arrondissements, alors qu'elle cesse à Poitiers en 1873.

Jusqu'en 1878 les Conseils d'ygiène se réunissent fort rarement. Dans les arrondissements, il se passe même une période, de 1870 à 1880, pendant laquelle ils ne tiennent aucune séance. Il en est de même pour ceux des cantons pendant leur courte existence. Le maire de Neuville écrit le 8 mai 1852 que depuis son installation, celui qu'il préside n'a jamais fonctionné et il ajoute que cette institution est tombée en désuétude. A Saint-Georges il se réunit le 17 juillet 1850. Le curé, qui en fait partie, donne connaissance d'un travail sur la durée moyenne de la vie dans la commune. Il constate qu'elle était de 33 ans pendant la période de 1810 à 1825 et que dans celle de 1840 à 1850 elle est montée à 45. Le Conseil s'occupe ensuite de l'action des forêts au point de vue de la fréquence des pluies, et enfin des secours à donner aux noyés.

Celui de Lusignan assemblé le 25 avril 1849 commence par demander une somme de 25 francs pour frais de bureau. Il est du reste fort incomplet, car plusieurs de ses membres refusent d'y paraître. Celui de Vouillé dans sa séance du 2 septembre 1849 réclame la nomination d'une commission spéciale pour l'examen des maisons insalubres dans les campagnes, et se réserve de traiter plus tard d'autres questions. Tel est le bilan complet des travaux que nous possédons sur les Conseils cantonaux. Ils firent peu parler d'eux. D'un recrutement du reste difficile, ils ne tardèrent pas, comme nous l'avons dit à disparaître d'une façon définitive.

En 1852 quelques membres du Conseil d hygiène refusent d'en faire partie. Les uns n'y ont du reste jamais paru quoique nommés depuis 1849. Les autres comme le Dr Moutet de Lusignan et Fremont de la Merveillere de Châtellerault ne veulent pas obéir à la Circulaire du 13 avril 1852 et prêter le serment à la Constitution et au Président. A partir de cette époque rien de semblable ne se présente et les nominations sont faites plus ou moins régulièrement tous les deux ans.

A son début le Conseil départemental eut à s'occuper de la vaccine et de la peste, maladie qui du reste ne sévit pas d'une façon bien intense dans notre département. Nous ne trouvons ensuite aucune trace de ses délibérations. Le Ministre Dumas dans sa circulaire du 19 mars 1859 en réclamait en vain une copie. Ses successeurs eurent beau envoyer à peu près tous les ans cette même circulaire, le résultat fut longtemps le même et rien ne pouvait réveiller l'apathie de cette Assemblée.

Ce n'est qu'en 1880, grâce à une subvention obtenue du Conseil général, par l'un de ses membres M. de Touchimbert et par le Préfet de la Vienne, que notre savant et regretté collègue M. Delaunay père put enfin faire imprimer le premier compte-rendu des travaux pour une période allant du 8 janvier 1873 au 11 juin 1880. Son successeur notre dévoué vice-président M. Jablonski, continua comme secrétaire une tâche aussi bien commencée et sut s'en acquitter avec un soin et une compétence qu'il nous a été difficile ou plutôt impossible d'égaler.

Le Conseil d'hygiène de Poitiers commence à montrer son activité à partir de 1873. Il s'agit à cette époque de la création de nouvelles casernes. Les villes voisines cherchent à évincer la nôtre en mettant en avant son insalubrité. Cette accusation a été portée contre elle bien souvent, mais toujours sans preuves sérieuses à l'appui. Pour cette fois, il y est répondu en montrant les tableaux comparatifs établis par l'Académie de Médecine. Ils constatent que les épidémies y sont moins nombreuses que dans les localités de même importance et qu'en particulier la fièvre typhoïde n'y existe pas à l'état endémique.

En 1879 nous voyons s'agiter l'intéressante question des abattoirs. Une lutte courtoise s'engage entre M. Contejean le distingué professeur de la Faculté des sciences et M. de Touchimbert le météorologiste convaincu pour lequel la direction des vents joue un rôle prépondérant dans la transmission des germes pathogènes tandis que pour le premier la pression atmosphérique doit être seule mise en cause. Le résultat fut la construction de cet établissement près de la Porte de Paris. Le voisinage de la rivière à une époque où la question des eaux de la ville n'était pas résolue, et celui de la gare furent les causes principales qui en déterminèrent l'emplacement.

En 1881 le Conseil s'occupe du canal des Oreillères et de ses multiples causes d'insalubrité. Dans un remarquable rapport, M. de Touchimbert étudie en même temps que le mal qui existe, les moyens propres à y remédier Il réclame l'enlèvement des batardeaux, avec le nettoyage et le curage du lit du canal, afin d'obtenir une chasse d'eau suffisante pour entraîner tous les détritus qu'on y jette.

L'année 1883 apporte la fièvre typhoïde dans notre garnison. La ville est immédiatement incriminée et une longue discussion s'engage entre l'autorité militaire d'une part, le maire et le Conseil d'hygiène d'autre part. On constate une fois de plus que les agglomérations d'individus offrent une résistence très faible aux maladies contagieuses. De plus on fait remarquer que non seulement les particuliers, mais encore les écoles et les pensionnats sont beaucoup moins atteints que les régiments.

Cette épidémie amène la ville à étudier de plus près les questions de salubrité, et naturellement associe le Conseil d'hygiène à ses études. En 1884 le Commandant du Génie, actuellement général Papuchon, présente un rapport très remarquable sur un projet d'égout, corollaire naturel de celui de l'amenée des eaux de la fontaine de Fleury.

Cette question d'alimentation de la ville en eau potable souleva de grandes discussions tant au point de vue financier qu'au point de vue hygiénique. Plusieurs projets furent mis en présence, les uns voulant conserver encore la source de la Celle et capter l'eau du Clain pour le lavage des rues, les autres trouvant une double canalisation dangereuse. La majorité adopta celui qui consistait à faire venir l'eau si pure et si abondante des sources de Fleury. Grâce à M. Thézard, alors maire de Poitiers, au Conseil municipal, et à M. l'Ingénieur Forestier, la ville a pu être dotée d'un service d'eau aussi parfait que possible. Ajoutons que le Conseil d'hygiène marcha toujours d'accord avec la municipalité et dans aucun cas ne lui marchanda son appui. Par malheur les égouts ne purent être exécutés et pourtant ils resteront malgré tout le complément nécessaire de l'autre travail. Le rapport de M. Papuchon ne perdra rien de son importance pour attendre et le jour où cette question sera reprise, il sera certainement consulté avec fruit.

La suette oubliée depuis de longues années, commence de nouveau à faire son apparition dans la Vienne en 1887. Une partie de l'arrondissement de Montmorillon est envahie par le terrible fléau. Le Conseil délègue plusieurs de ses membres pour examiner les moyens propres à l'arrêter, et le Dʳ Jablonski présente un long et savant rapport, qui lui vaut une récompense bien méritée de la part de l'Académie de médecine.

Grâce au zèle et à l'activité de M. Cleiftie, Préfet de la Vienne, le Conseil est appelé en 1888, à étudier un projet d'*organisation* de l'*Assistance publique dans les campagnes*. Cette institution si belle et si démocratique voit bientôt le jour. Le syndicat des médecins et celui des pharmaciens lui donnent leur pleine et entière adhésion. A son tour le Conseil général vote les fonds nécessaires, et c'est ainsi que notre département fut un des premiers à venir en aide aux malades indigents.

En 1891 nous voyons une très intéressante communication de M. le médecin principal Delmas sur l'étiologie d'une épidémie dyssenterique au quartier Aboville. C'était la première présentée par un médecin militaire. Elle a été suivie de beaucoup d'autres, ainsi que nous le verrons plus loin, faites par lui et par ses successeurs.

En 1892 il s'agit de faire un règlement sur l'emploi d'une étuve à désinfection. Dans sa séance du 19 septembre 1892 le Conseil général, s'inspirant des desiderata du Conseil central d'hygiène en date du 11 mars précédent, se décide à faire l'achat d'une étuve automobile et fixe les conditions dans lesquelles elle devra fonctionner. Les prix admis pour son emploi, soit 28 francs par jour à Poitiers et 31 fr. par jour à la campagne, ont paru trop élevés à beaucoup de municipalités. C'est pourquoi cet appareil, qui certaines années ne fonctionne pas du tout, est loin d'avoir rendu les services qu'on en attendait. Le Département et l'Etat en s'inspirant de ce qui se passe pour l'Assistance médicale, devront un jour ou l'autre venir en aide aux communes et même dans certains cas aux particuliers qui ne pourront en faire les frais, autrement l'étuve restera longtemps encore inutilisée.

A la suite des brillantes découvertes du Dʳ Roux, le Conseil d'hygiène se préoccupe vivement en 1895 de la création d'un laboratoire de bactériologie. Un rapport très intéressant et très documenté est adressé par le Dʳ Jablonski au Préfet de la Vienne. Quelque temps après le laboratoire est installé par notre excellent collègue M. le professeur Léger, dont la compétence en bactériologie n'a fait depuis lors que s'affirmer. Il a rendu de nombreux services aux médecins et aux municipalités.

En 1896, M. le Dʳ Delaunay appela l'attention du Conseil sur les représentations publiques d'hypnotisme et d'accord avec lui, obtient de la Mairie de Poitiers un arrêté pour les supprimer à l'avenir. Nous le voyons l'année suivante étudier l'emploi de la tuberculine chez les bovidés et conclure à la négative. Cette conclusion est celle qui a prévalu d'une façon générale, les injections ne se pratiquant plus que sur les animaux soupçonnés atteints de tuberculose.

M. le Dʳ Faivre examine en 1900 les mesures bonnes à mettre en pratique pour assurer la prophilaxie de la syphilis. Il conseille d'abord la recherche des sujets infectés et leur isolement. Il veut, qu'une fois hospitalisées, les femmes atteintes soient soignées comme les autres malades. C'est du reste ce qu'a compris l'Administration des Hôpitaux de Poitiers en les transférant de l'Hsopice des Incurables à l'Hôtel-Dieu, où elles reçoivent les soins constants et journaliers qu'exige leur état.

L'année suivante, le Dʳ Delaunay communique au Conseil une note fort intéressante sur la fièvre typhoïde à Poitiers pendant les années précédentes. Il conclut que l'état sanitaire de la ville a toujours été parfait depuis 1894 et que les quelques cas observés sont tous d'origine exogène.

En 1902 le Conseil central d'Hygiène s'occupe de deux questions intéressantes.

1° Celle du transport des personnes atteintes ou suspectes de maladies contagieuses ou épidémiques. A la suite d'un rapport très précis et très documenté fait par M. Jouteau, un projet de règlement est arrêté et envoyé à la municipalité de Poitiers Ajoutons que ce projet a eu le sort commun à beaucoup d'autres. Il est resté et restera sans doute longtemps enfoui au fond de quelque bureau. 2° Celle de l'acétylène, dont l'emploi prend chaque jour une importance plus grande. Les appareils de production ont été examinés par une commission et M. le Professeur Roux chargé d'en dresser un rapport. C'est à la suite de ce très intéressant rapport que le Conseil décida de réglementer ce mode d'éclairage. C'est ce qui fut fait, et le règlement adopté dans la séance du 13 juillet 1902.

La nouvelle loi du 15 février 1902 sur la santé publique, étant promulguée, M le Préfet charge le Conseil de présenter un projet de réorganisation du Conseil départemental et des commission sanitaires des arrondissements. Au nom de la commission désignée à cet effet le Dr Jablonski présente un rapport très étudié et très complet, dans lequel il demande que les membres destinés à en faire partie, soient choisis parmi les personnes reconnues par leur compétence générale ou spéciale en matière d'hygiène. Il déclare que ceux qui auront l'honneur d'en être ne réclameront aucun traitement. Cependant le Conseil général devra voter une somme plus élevée que celles des années précédentes pour arriver à couvrir les frais généraux qui pourront se produire.

En 1903 le Dr Roland communique une note sur l'établissement d'une consultation gratuite pour nourrissons. Cette institution serait appelée à devenir, comme il le dit fort justement une véritable école des mères. Inutile d'ajouter que le Conseil n'a pu qu'accueillir avec empressement cette intéressante proposition.

La même année M Roux étudiait dans un remarquable rapport l'installation d'une fabrique d'engrais aux environs de Poitiers. Par malheur la fabrique n'a point été installée, mais le travail de M. Roux n'en sera pas moins un précieux document à consulter quand il s'agira d'une semblable industrie.

Dans sa revue des travaux du Conseil central d'hygiène de 1878 à 1893, notre vice-président M Jablonski a négligé modestement de parler de ses rapports annuels sur les épidémies. Ces études si bien faites et si documentées resteront pour servir à l'histoire des maladies infectieuses et en particulier de la suette miliaire dans le département de la Vienne. Aussi devons-nous regretter que depuis quelques années nous soyons privés de cet intéressant travail, tout en conservant l'espoir de le voir de nouveau reparaître.

Si MM. Delmas, Casting et Billot nous ont donné de temps en temps un aperçu des maladies contagieuses en cours dans la garnison de Poitiers, il n'en est plus de même de leur successeur M. Bergounioux. Chaque mois il présente au Conseil une statistique fort étudiée et très bien faite de ces affections soignées dans son service de l'Hôtel-Dieu. Inutile d'ajouter que cette intime collaboration entre médecins civils et militaires ne peut être que profitable à tous.

Les médecins faisant partie du Conseil apportent tous, à chacune de ses réunions, de précieux renseignements sur l'état sanitaire de la ville. Ils sont par malheur insuffisants. Leurs confrères négligeant d'une façon constante d'obéir à la loi ne font que très rarement les déclarations exigées par la loi. Aussi bien souvent des vœux ont été émis pour en réclamer l'application, ils n'ont jamais été écoutés.

M. Cirotteau père, vétérinaire départemental, nous a donné quelques rapports annuels sur les épizooties. Quoique un peu sommaires ils n'en étaient pas moins très intéressants. Son successeur M. Botz a continué mais en élargissant de beaucoup le cadre de son sujet. Ce sont des études très consciencieuses, très approfondies qui donnent un aperçu complet des maladies contagieuses qui pendant l'année ont régné sur les animaux domestiques. Aussi devons-nous souhaiter de voir tous les ans se renouveler ce travail dont l'intérêt est indiscutable.

Il serait trop long de passer en revue les nombreux rapports concernant les établissements insalubres, étables, porcheries, abattoirs, tueries d'animaux, chantiers d'équarissage en général si mal tenus, tanneries, dépôts de suifs, fours à chaux, etc., etc. Il faudrait citer les noms de tous les membres du Conseil, car tous en ont quelques-uns à leur actif.

L'hygiène scolaire a occupé une partie des séances du Conseil. De nombreuses demandes d'autorisations pour ouvrir des écoles primaires ont été soumises à son appréciation. Il a été également appelé à donner son avis sur diverses questions : balayage, éclairage des classes, maladies contagieuses atteignant les enfants, comme rougeole, scarlatine, oreillons, tuberculose, etc. Du reste tout ce qui regarde les écoles et les pensionnats très nombreux à Poitiers ne saurait manquer d'intéresser vivement tous les membres du Conseil.

Il nous est difficile de parler des nombreux rapports de la commission d'inspection des pharmacies et épiceries de la Vienne. Cependant comme elle se composait de médecins et pharmaciens pris au sein du Conseil et le représentant en quelque sorte, nous ne pouvons pas complètement les passer sous silence. Nous dirons seulement, qu'ils témoignent amplement du soin et du zèle que les inspecteurs ont toujours mis dans leur difficile et délicate mission.

Pendant de longues années, un des plus assidus, des plus dévoués et des plus respectés des membres du Conseil, M. le comte de Touchimbert, ancien député, lui a présenté tous les ans un relevé de ses observations météorologiques. C'est un devoir pour nous de rappeler les travaux de cet excellent homme qui à sa mort emporta les regrets de tous ses collègues.

Pendant ces 25 dernières années le Conseil central d'hygiène a émis bien des vœux sur toutes sortes de choses. Il serait vraiment trop long de s'y arrêter et de les citer tous. Disons seulement qu'ils ont eu le sort commun à tous les vœux. Quelques-uns, c'est le petit nombre, ont été exaucés. Les autres, c'est-à-dire la majorité n'ont obtenu aucun succès.

Le département de la Vienne a été assez heureux pour posséder des Préfets qui se sont tous occupés, d'une façon particulière des choses de l'hygiène, surtout depuis 25 ans. M. Granet réorganise le Conseil et lui infuse en quelque sorte une vie nouvelle en obtenant avec M. de Touchimbert le vote d'une subvention annuelle permettant l'impression des Recueils.

Peu après M. Cleiftie donne une impulsion nouvelle à ses travaux. Il préside presque toutes les séances. s'occupe de ce qui peut l'intéresser, et lui accorde son appui chaque fois qu'il en est besoin. Les réunions sont suivies par tous les membres, moins par devoir, que pour le plaisir d'assister à de savantes discussions. Ceux d'entre nous qui en faisaient partie à cette époque en ont conservé un précieux souvenir, inséparable du reste de celui de M. Cleiftie.

Depuis trop peu de temps, le Conseil a compté M. Trigant-Geneste secrétaire général de la Préfecture au nombre de ses membres. Malgré cela, ses profondes connaissances administratives et son dévouement infatigable ont été justement appréciés de tous,

Nous ne saurions oublier les anciens chefs de la 3e division de la Préfecture MM. Brin et Hivonnait, ni leur digne successeur M. Desbordes. Toujours assidus aux séances, connaissant à fond les affaires à étudier, et sachant admirablement les exposer, ils ont été les uns et les autres de précieux auxiliaires pour le Conseil.

Il serait trop long de passer en revue la liste de tous ceux qui ont fait partie du Conseil central d'hygiène de Poitiers. Dans la première partie de son existence de 1849 à 1878 ses membres n'ont rien laissé, pas une étude, pas un travail sur lequel nous puissions nous arrêter un instant. Dans la seconde de 1878 à 1904 c'est tout le contraire. S'il nous fallait raconter tout ce qui a été dit dans les assemblées et publié dans les Recueils, il serait nécessaire de citer les noms de tous ceux qui en ont fait partie. Là encore, mais pour une cause toute différente, la tâche deviendrait trop lourde. Nous dirons simplement qu'ils ont fait leur devoir avec conscience, qu'ils se sont montrés largement à la hauteur de leur tâche et qu'enfin ils ont pleinement justifié la confiance que l'administration avait mise en eux.

Les procès-verbaux des Conseils d'hygiène des arrondissements n'ont été publiés dans les Recueils qu'à partir de 1887. Jusqu'à cette époque nous ne possédons aucun document concernant leurs travaux Si toutefois il en existe encore, ils ne peuvent se trouver que dans les archives des sous-préfectures. En tout cas nous n'en avons pas eu connaissance.

Ces Conseils ne se réunissent en général qu'à la demande de l'administration, quand il est nécessaire de leur soumettre des questions pouvant les intéresser.

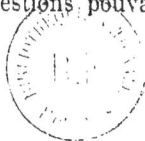

Aussi arrive-t-il parfois de voir se passer des années entières, pendant lesquels ils ne tiennent aucune séance.

Ils ont eu surtout à s'occuper des épidémies locales. En 1887 le Dr Escard médecin-major à Châtellerault présente un intéressant rapport sur une épidémie de fièvre typhoïde dans la garnison de cette ville. Dans la même année le Conseil d'hygiène de Montmorillon examine les moyens propres à arrêter les ravages de la suette miliaire. Celui de Civray à son tour fait prendre les précautions nécessaires contre le même fléau qui menace l'arrondissement. En 1895 le Dr Lesguillon décrit la marche de la fièvre typhoïde au hameau de l'Envigne près Châtellerault et indique les moyens propres à la faire cesser.

L'année suivante le Conseil d'hygiène de Montmorillon doit encore se préoccuper de la suette miliaire dont les caractères ne sont pas d'une netteté parfaite, certains médecins ne la considérant que comme une rougeole miliaire. En tout cas l'épidémie se montra sans gravité et les décès peu nombreux.

Les autres affaires examinées par les Conseils des arrondissements concernent surtout l'hygiène scolaire ou industrielle. Ouvertures d'écoles primaires privées, installations de dépôts ou fabriques d'engrais, de tueries d'animaux, de tanneries, fours à chaux etc.

Ces Conseils, depuis qu'ils fonctionnent régulièrement ont rendu de réels services aux populations. Ils sont appelés à en rendre encore bien davantage étant donné l'importance que la loi de 1902 accorde aux nouvelles commissions sanitaires. Comme par le passé, ils seront sans aucun doute à la hauteur de la tâche qui va leur incomber.

Le 5 novembre 1855, une commission spéciale d'hygiène pour la ville de Poitiers, était nommée par le maire M. Grellaud. Elle avait pour programme de

s'occuper de tout ce qui pouvait concerner les habita-
tions insalubres, les écoles, les ateliers, les hôpitaux, les
épidémies etc. Ses membres furent MM. Barilleau,
Gaillard, Orillard et Guignard médecins, Malapert,
pharmacien, de Saint-Evre, professeur à la Faculté des
sciences. Nous ignorons quels résultats elle put obtenir,
car en dehors de sa nomination, nous n'avons trouvé
aucun document pouvant la concerner. Il est vrai
qu'une semblable créée depuis, à la demande du Docteur
Jablonski alors conseiller municipal, n'a pas fonctionné
davantage. Celle qui devra lui succéder conformément
à la nouvelle loi aura, espérons-nous, plus de chance
de réussir. Elle pourra rendre les services que l'on sera
en droit d'en attendre.

Nota. — Nous donnons ci-dessous la liste de tous
ceux qui ont fait partie des divers Conseils d'hygiène et
dont nous avons trouvé les noms. Cette liste doit être à
peu près complète en ce qui concerne les noms. Elle
l'est moins pour les dates. Souvent nous avons la date
d'entrée des membres mais rien plus. Rarement on
trouve celle de la sortie. En somme nous donnons tous
les renseignements que nous avons pu nous procurer.

CONSEIL CENTRAL D'HYGIÈNE DE POITIERS

Présidents

MM. les Préfets :

Bruno-Devez, 1849-1850.
Jeanin (baron), 1850-1853.
Rogniat (baron), 1853-1856.
Paulze d'Ivoy, 1856-1860.
Mercier-Lacombe, du 8 juin au 31 décembre 1860.
Levert, 1860-1864.

Tourangin, 1864-1868.

de Valaville, 1863-1869.

Reneufve, 1869-1870.

Ribert (Léonce), 1870-1871.

Baile (Martial) du 5 au 20 mars 1871.

Lavedan (Léon), 1871-1876.

Delmas (Albert), 1876-1879.

Granet (Félix), 1879-1880.

Obissier-St-Martin, 1880-1884.

Cleiftic (Georges), 1884-1891.

Mastier, 1891-1892.

Juillet-St Lager, 1892-1898.

Joliet, 1898-1905.

Vice-présidents

Ferrand, ingénieur en chef des Ponts et Chaussées. 1874-1880.

Lallemand, doyen de la Faculté des sciences, 1880-1882.

Dr Delaunay père, professeur à l'Ecole de médecine, 1882-1886.

Durrande, doyen de la Faculté des sciences, 1890-1899.

Cirotteau père, vétérinaire départemental, 1899-1902.

Dr Jablonski, médecin de l'Hôtel-Dieu, 1902-1904.

Secrétaires

Dr Delaunay père, professeur à l'Ecole de médecine, 1873-1882.

Dr Jablonski, médecin de l'Hôtel-Dieu, 1882-1899.

Rambaud, pharmacien des hôpitaux, 1889-1904.

Vice-secrétaire

Mauduyt, professeur à l'Ecole de pharmacie, 1874-1876.

Membres

Damay, procureur général, 1849-1852.

Arnaudeau, président de la Cour d'appel, 1849-1852.

Pilotelle, conseiller à la Cour d'appel, 1843.

Dr Orillard, ancien maire de Poitiers, directeur de l'Ecole de médecine, 1849-1878.

Dr Bas, professeur à l'Ecole de médecine, 1841-1865.

Dr Gaillard, professeur à l'Ecole de médecine, 1849-1865.

Dr Quotard, professeur à l'Ecole de médecine, 1849.

Malapert père, professeur à l'Ecole de pharmacie. 1849-1879.

Mauduyt, professeur à l'Ecole de pharmacie, 1849-1895.

Grimault père, pharmacien de 1re classe, 1849-1859.

Lacroix, vétérinaire, 1849 1865.

Legentil, conseiller à la Cour d'appel, 1856.

Renaud, procureur général, 1856.

Dr Barilleau, directeur de l'Ecole de médecine, 1849-1865.

Duchataigner, avocat général, 1865.

Dr Guignard, professeur à l'Ecole de médecine, 1856.

Dr Guérineau, directeur de l'Ecole de médecine, 1856.

Dr Robert, professeur à l'Ecole de médecine, 1856-1890.

Dr Delaunay (Jules), professeur à l'Ecole de médecine, 1873-1887.

Dr Bonnet, professeur à l'Ecole de médecine, 1865-1878.

Dr Thiaudière, 1865-1872.

Ferrand, ingénieur en chef des Ponts et Chaussées. 1874-1881.

de Touchimbert (comte) ancien député, 1872-1892.

Guitteau, professeur à l'Ecole de pharmacie, 1873-1893.

Lallemand, doyen de la Faculté des Sciences, 1875-1882.

Cirotteau père, vétérinaire départemental, 1865-1902.

Dr Jallet, professeur à l'Ecole de médecine, 1879-1893.

Rambaud, pharmacien des hôpitaux de Poitiers, 1879-1904.

Dr Poisson, professeur à l'Ecole de médecine, 1878-1897.

Dr Jablonski, médecin de l'Hôtel-Dieu, 1878-1904.

Drouet, ingénieur en chef des Ponts et Chaussées, 1894-1904.

Dangeard, professeur à la Faculté des Sciences, 1897-1904.

Roux, professeur à la Faculté des Sciences, 1896-1904.

Auché docteur-médecin, 1882-1893.

Isambert, professeur à la Faculté des Sciences, 1886-1890.

Durrande, doyen de la Faculté des Sciences, 1886-1898.

Dr Chédevergne, directeur de l'Ecole de médecine, 1890-1900.

Dr Lagrange, médecin de l'Hospice général, 1890-1904.

Brissonnet, professeur à la Faculté de droit, 1893-1895.

Girard, ingénieur en chef des Ponts et chaussées, 1893-1894.

Bouchet, pharmacien de 1re classe, 1893-1904.

Dr Brossard, professeur à l'Ecole de médecine, 1893-1904.

Dr Roland, professeur à l'Ecole de médecine, 1895-1904.

Garbe, doyen de la Faculté des Sciences, 1898-1904.

Dr Delaunay fils, directeur de l'Ecole de médecine, 1902-1904.

Membres adjoints

Compaing, ingénieur en chef du contrôle, 1873.
Boucard, inspecteur des eaux et forêts, 1873.
Monnier, sous-intendant militaire, 1873.
de Curzon. membre de la société d'agriculture, 1873.
Petit-Vée, président du tribunal de commerce, 1873.
Giraud, chef de division à la Préfecture, 1873.
de la Bâte, docteur-médecin, 1879.
Auché, docteur-médecin, 1879.
Paqueron, ingénieur en chef des Ponts-et-Chaussées, 1878.
Brin, chef de division à la Préfecture, 1878-1893.
Rotmann, commandant du génie. 1878-1882.
Strohl, ingénieur en chef des Ponts-et-Chaussées, 1885
Dr Lagrange, médecin de l'Hospice Général, 1886-1890.
Dr Chédevergne, directeur de l'Ecole de médecine, 1879-1890.
Papuchon, commandant du génie, 1882.
Dr Brossard, professeur à l'Ecole de médecine, 1885.
Dr Pion, professeur à l'Ecole de médecine, 1882-1889.
Dr Moutet, chirurgien-major, 1885.
Forestier, ingénieur en chef des Ponts-et-Chaussées, 1884.
Isambert, professeur à la Faculté des Sciences, 1884.
Lescure, ingénieur en chef des mines, 1886.
Dr Solaville, médecin de l'Hospice Général, 1886.
Dr Jubiot, médecin major, 1887.
Ariès, commandant du génie. 1890.
Bouchet, pharmacien de 1re classe, 1893.
Dr Chrétien, professeur à l'Ecole de médecine, 1893.

Gérard, ingénieur en chef des Pont et-Chaussées, 1893.

Hivonnait, chef de division à la Préfecture, 1890-1892.

Dr Rouget, médecin major, 1893.

Dr Delmas, médecin principal, 1891-1896.

Desbordes chef de division, 1892-1904.

Dr Berland, médecin de l'Hospice des Incurables, 1893-1904.

Cirotteau (Marcel), vétérinaire, 1893-1904.

Dr Delaunay, directeur de l'Ecole de médecine, 1893.

Dr de la Garde, professeur à l'Ecole de médecine, 1893

Dangeard, professeur à la Faculté des Sciences, 1894.

Rabanis, commandant du génie, 1894.

Roux, professeur à la Faculté des Sciences, 1894.

Jouteau, professeur, à l'Ecole de pharmacie, 1893-1904.

Poirault, professeur à l'Ecole de pharmacie, 1895-1904.

Dr Castaing médecin principal, 1896-1899.

Dr Faivre, professeur à l'Ecole de médecine, 1897-1904.

Dr Billot, médecin principal, 1899-1903.

Gaudeffroy, pharmacien de 1re classe, 1899-1904.

Girardin, ancien député, 1899-1904

Puy, pharmacien de 1re classe, 1899-1904.

Bonnefons, commandant du génie, 1901-1903.

Botz, vétérinaire départemental, 1902-1904.

Moyet, commandant du génie, 1903-1904.

Aubertie, inspecteur du travail 1903-1904.

Trigant-Geneste, secrétaire général de la Préfecture, 1901-1904.

Dr Bergounioux, médecin principal. 1903-1904.

CONSEIL D'HYGIÈNE DE CHATELLERAULT

INSTALLÉ LE 27 AVRIL 1849

Présidents

MM. les Sous-Préfets :

Gasqueton, 1848-1850.
Cuinat, 1850-1854.
de Gouvilien, 1854-1857.
de Metz, 1859-1861.
de Fontbrune, 1857-1859.
Bonnemain, 1861-1864.
Souvestre, 1864-1869.
Pastoureau, 1869-1870.
Hérault (Alfred), du 13 septembre au 6 décembre 1871.
Papillault (Ferdinand), 1870-1871.
de Marçay, 1871-1873.
Drouault, 1873-1876.
de Pontbriand (comte), 1876-1877.
Poupelet du 24 mai au 30 décembre 1877.
Dufraisse (Marc), 1877-1880.
Laty, du 12 janvier au 17 novembre 1880.
Bresson, 1880-1881.
Alapetite, 1881-1885.
Manoel Saumane, 1885-1891.
Fabre, 1891-1895.
Didier, 1895-1896.
Hudelo, 1896-1902.
Winandy, 1902-1904.
Bonhoure, 1904.

Membres :

de la Massardière Eugène, maire de Châtellerault, 1849 et *vice-président* de 1869-1875.

Lerpinière, docteur-médecin, 1849-1852.

Mascarel (Génie), 1849.

Mascarel (Jules), 1849.

Menard (Alphonse), 1849 et *vice-président* en 1891.

Collandre, 1849.

de la Fouchardière, 1849-1852.

Desayvre (Antoine), docteur médecin, 1849.

Pailler (Pascal), avocat, 1851.

Orillard (Emile), vétérinaire, 1852.

Touchois (Marie-Fabien), docteur-médecin, 1851.

Miramont (Jean), pharmacien, 1849.

Meslin (Charles), pharmacien, 1857.

Proa (Paul), président du tribunal, 1857.

Papillaud (Alfred), principal du Collège, 1857.

Augeard (Charles), avocat, 1857.

Bessonnet (René), curé de Saint-Jean, 1857, *vice-président* de 1877-1891.

Leboiteux (René-Charles), capitaine d'artillerie, 1857.

Moreau, docteur-médecin, 1869.

Barion, pharmacien, 1869.

Rivière, maire de Châtellerault, 1865-1869.

Arnaudeau, propriétaire, 1869, *vice-président* 1869-1875.

Mermillod, maire de Cenon, 1869.

Orillard, pharmacien de 1re classe, 1869-1896.

Carmejanne, architecte, *secrétaire* en 1875.

Godard, maire de Châtellerault, 1874.

de la Massardière (Albert), à Antran, 1874.

Dehogues Camille, pharmacien de 1re classe, maire de Châtellerault, 1874, *secrétaire* en 1875.

Serph (Pascal), pharmacien, 1887.

Lesguillon (Louis), docteur-médecin, 1879 1887.

Varaillon, docteur-médecin, 1879-1887.

Meynard (Pierre), docteur-médecin, 1879.

Bergeon (Wilfrid), docteur-médecin, 1887.

Duvau (Jules), ancien député, 1888.

Guillabert, médecin major, 1894-1897.

Lefebvre (Raoul), pharmacien de 1re classe, 1896-1899.

Murie, médecin-major, 1891 1897.

Orillard (Abel-Victor), docteur-médecin, 1899-1904.

Mascarel (Georges), 1892-1901.

Lebeau (Camille Séraphin), pharmacien, 1899-1904.

CONSEIL D'HYGIÈNE DE CIVRAY

INSTALLÉ LE 29 AVRIL 1849

Présidents

MM. les Sous-Préfets :

Guerguigne (Jean), 1848-1849.
Faure (Philippe), 1849-1855.
Albert (Léopold), 1855-1856.
Thezillot-Chalusset (de) (Albert), 1856-1859.
Gresy (Hilaire), 1862-1864.
Saint-Exupery (comte de), 1865-1867,
Malpel, 1869-1870.
Cottineau (Hector), 1870-1874.
Champoiseau, 1874-1876.
Dusolie du 26 mai au 30 décembre 1876.
de Bernede, 1877-1882.
Dufay, 1882-1885
Halary, 1885-1889.
Blanc (Pierre), 1889-1895.
Lerrebourg, 1895-1898.
Maumont. 1898-1904.

Membres :

Jozeau (Léon), maire de Civray, 1849.
Moreau (Jean-Pierre) conseiller général, 1849.
Brothier, conseiller d'arrondissement, 1849.
Malapert (Victor), docteur-médecin, *secrétaire* en 1849.

Verger (Auguste), docteur-médecin, 1849.

Vaillant, docteur-médecin, *vice-président*, 1849.

Serph (Auguste), pharmacien, maire de Savigné, 1849-1869.

Dubois, vétérinaire, 1849-1851.

Orré (Jacques), docteur-médecin, 1849-1863.

Autellet (Pierre-Médard), docteur-médecin, 1851.

Tête, vétérinaire, 1851-1865.

Baradon, procureur, 1855.

Joyeau (Léon), 1857.

Lapeyre, pharmacien, 1857-1878.

Imbert (Frédéric), maire de Civray, 1856.

Hastron, docteur médecin à Couhé, 1865.

Chevrier, docteur médecin, Juge de paix à Charroux, *vice président*, 1869.

Peyramaure (Antoine), pharmacien, *secrétaire*, 1869·

Peignaux, vétérinaire, 1869.

de Larclause, directeur de la Ferme-Ecole de Monts. 1865.

Audebert, industriel, à Charroux, 1869.

Aymé, procureur impérial, 1860.

Pergot, docteur médecin à Charroux, 1865-1869.

Boury, procureur de la République, 1877.

Chargelègue, docteur-médecin à Couhé, 1877.

Pasquet-Labroue, docteur-médecin à Charroux, 1877.

Pontois, président du tribunal 1865.

Maisonnay, conseiller général, 1865.

Dubrac, président du Comice Agricole, 1865.

Ginot, receveur des contributions indirectes, 1865.

Guillaud-Vallée, docteur-médecin, 1879.

Tafforin, docteur médecin à Availles, 1879.

Granger, docteur-médecin à Charroux, 1885.

Granger, pharmacien de 1re classe, 1879, *secrétaire* en 1885.

Pineau, docteur-médecin, à Gençais, 1885.

Vesco, procureur de la République, 1885.
Bibault, vétérinaire, 1888.
Jaunin, procureur de la République, 1891.
Capetter, procureur de la République, 1895,
Périvier, docteur-médecin, 1897.
Desbordes, docteur-médecin, 1899.
Châtaigner, pharmacien de 1re classe, 1899.
Serph, maire de Civray, 1899.
Lafond, conducteur des Ponts et Chaussées, 1899.

CONSEIL D'HYGIÈNE DE LOUDUN

NOMMÉ PAR ARRÊTÉ PRÉFECTORAL DU 18 AVRIL 1849

Présidents

MM. les Sous-Préfets :

Chaudon (Ernest-Paul), 1858-1862.
Dullos, 1862-1870.
Dumereau, 1870-1871.
Harvard de la Blatterie, 1871-1875.
Lemonier, 1875-1879.
Hastron, 1879-1880.
Alapetite, 1880-1883.
Labiche, 1883-1891.
Ganesco, 1891-1892.
Masurier, 1892-1898.
François, 1898-1901
Maze, 1901-1904.

Membres

Nozereau (Nestor), maire de Loudun, 1849-1871.
Marquet, docteur-médecin, 1849-1869.
Doucet (Samuel), docteur-médecin, 1849.
Poirier père, (Abel), pharmacien, 1849.
Gilles de la Tourette (Pierre), docteur-médecin, 1849.
Aubert du Petit Thouars (Georges), 1849.
Lambert (Philippe René) vétérinaire, 1849.
Sachet, procureur de la République, 1849.
Jamet (père), docteur-médecin, 1851.
Duchastenier, procureur impérial, 1849.
Goguet, président du tribunal, 1869.

Chesnon. père, 1869.

Poirier (Abel) fils, pharmacien de 1re classe, 1865, *secrétaire* 1875-1877.

du Petit-Thouars fils, 1869.

Jamet (Alfred) fils, docteur-médecin, 1865.

Bera, procureur impérial, 1865.

Lamatte père, conducteur des ponts et chaussées, 1865-1871.

Beguin-Desvaux (Gustave), maire de Loudun, 1871.

Maullâtre, procureur de la République, 1871.

Muray, président du tribunal, 1877.

Giraud, procureur de la République, 1877.

Doucet, docteur-médecin, 1863, (*vice-président* en 1877).

Maupiou, docteur-médecin, 1877.

Bernier père, pharmacien, 1877.

Bourdon. agent-voyer; 1880.

Balleyguier, docteur-médecin, 1880.

Pinchaud (Georges), docteur-médecin 1880, (*secrétaire* 1887)

Besnard, vétérinaire, 1885.

Boislaive, maire de Bournand. 1885.

Ricordeau (Gustave), à Mouterre, 1880.

Dumereau, maire de Loudun 1888.

Cacault, propriétaire, 1888.

Amirault, docteur médecin (*vice président*) 1891.

Tribot, agent-voyer, 1891.

Picard, 1891.

Millet-Pichot, à Monts-sur-Guesnes, 1891.

Charrier, inspecteur primaire, 1894.

Bernier (Louis) pharmacien de 1re classe (*secrétaire*) 1891.

Lanlaud, 1895.

Magé, docteur-médecin, 1899.

Veronneau, docteur-médecin, aux Trois-Moutiers, 1899.

Deval, pharmacien, 1899.

Souty, agent-voyer; 1899.

Sabouret, inspecteur primaire, 1902.

CONSEIL D'HYGIÈNE DE MONTMORILLON

NOMMÉ PAR ARRÊTÉ PRÉFECTORAL DU 21 AVRIL 1849

Présidents

MM. les Sous-Préfets :

de Froidefond, 1849-1850.
Duval de Fraville, 1850-1852.
Larribe, 1852-1857.
Petinaud de Champagnac, 1857-1859.
Paillart, 1859, 1863.
Beaussant. 1863-1867.
de Valicourt, 1867-1870.
Prunière (Gaston), 1870 1871.
Drouault (Henry), 1871-1873.
de la Seiglière (Félix), 1873-1876.
Jahan, 1876-1877.
Adam, du 20 février au 24 mai 1877.
Sorbier de Pougnadoresse, du 20 mai au 30 décembre 1877.
Monnoyeur, 1877-1880.
Cayla, 1880-1882.
Salmon, 1882-1884.
Guéritault, 1884-1891.
Bernadotte, 1891-1893.
Lejeune, 1893-1901.
Piettre (Louis), 1901-1902.
Franck, 1902-1904.
Lacombe, 1904.

Membres

Normand fils, maire de Montmorillon, 1849-1859.

Desroseau, docteur-médecin, 1849.

Belleoux-Gauvinière, pharmacien, 1849.

Duguet, pharmacien. 1849-1851.

Thoreau de Malitard, lieutenant de vaisseau en retraite, 1849, (*vice-président* en 1849).

Prieur, vétérinaire. 1849.

Maillet, docteur-médecin, 1849-1869.

Ducellier (Félix), docteur-médecin, 1849.

de Saintvis (Alphonse), docteur-médecin (*secrétaire* 1849.

Comte, pharmacien, 1851-1869.

Nouveau-Dupin, maire de Montmorillon, 1859, *vice-président* 1869).

Buteaud, brasseur, 1859.

Chazeau (Jean) vétérinaire. 1852.

Cherbonnier (Savin-Victor), 1865.

Collinet, pharmacien, 1869.

Puisesseau, vétérinaire, 1869.

Brumault, pharmacien, 1869.

Bains, agent-voyer, 1869.

Touchard, juge de paix, 1869.

Gouinaud, archiprêtre, 1877.

Guillé, docteur-médecin, 1877.

Maurat, docteur-médecin à la Trimouille, 1877.

Contancin, docteur-médecin, sénateur, 1880-1899.

Tonnerie, pharmacien, 1880.

Ducoudray, agent-voyer, 1879.

Boisseau, propriétaire, 1879.

Bazin, vétérinaire, 1879.

Luillier, docteur-médecin, 1877.

Thiaudière, docteur-médecin à Lussac les-Châteaux 1888.

Delaroche, docteur médecin 1897.

Doint, agent-voyer, 1897.

Richard, propriétaire, 1897.

Périquault, vétérinaire. 1899.

Roumanteau. docteur-médecin. 1899.

Niot, docteur médecin, 1901.

Gobillot, docteur-médecin à la Trimouille, 1901.

Rullaud, pharmacien de 1re classe à Chauvigny, 1901.

Goudaud, vétérinaire, 1901.

Ménage, avoué, 1901.

Richard, propriétaire, 1901.

Bezaguet, vétérinaire, 1902.

CONSEILS D'HYGIÈNE CANTONAUX

Mirebeau

Rousseau-Laspois, maire, 1849.
Bonnet, juge de paix, 1849
Prieur, docteur médecin, 1849.
Bretonneau, officier de santé, 1849.
Le curé de Notre-Dame, 1849.
Bouttet-Durivau, maire de Varennes, 1849.
Fouquet père, à Chamaillard, 1849.
Bonneau, officier de santé à Vouzailles 1849.
Avril, pharmacien, 1849.

Saint-Georges

Nommé par arrêté du 21 juillet 1849

Piorry, docteur-médecin, 1849.
Mauduyt, docteur-médecin, 1849.
Petit, ancien avoué, 1849.
André, curé de Saint-Georges, 1849.
Duchatenier, juge de paix, 1849.
Jourde, propriétaire, 1849.
de May, 1849.

Lusignan

Nommé par arrêté du 14 avril 1849

Duval, docteur-médecin à Celle-Levescault, 1849-1851.

Babinet (Jérémie), 1849-1851.
Guyot, docteur médecin, à St-Sauvant, 1849-1851.
Aigron, juge de paix, 1849.
Moutet, docteur-médecin, *vice-président*, 1849-1852.
Boynet, docteur médecin à Sanxay, 1851.
Félix Lami, pharmacien, 1849.
Montazeau, vétérinaire, *secrétaire*, 1859.
Dupuis, docteur médecin, 1849.
Amillet père, chirurgien de l'hospice, 1849.
Cousin, à Rouillé, 1849.
Rivault (Jean-Pierre), cultivateur, 1849.
Boineau, maire de Jazeneuil, 1856.
Villeneuve, maire de Lusignan, 1856.
Robert, officier de santé, 1858.
Frère (Edouard) maire de Cloué, 1856.
Bonnet (Hilaire), docteur-médecin à Saint-Sauvant, 1856.
Babinet (Joseph), au Mureau, 1856.
Gérard, à Sanxay, 1856.
Leroux de Salvert, à Jazeneuil, 1856,
Guitteau (Louis-Napoléon), receveur d'enregistrement, 1856.

Saint-Julien-l'Ars

Nommé par arrêté du 21 juillet 1849

Bellot, maire, 1849.
Fradin, juge de paix, *vice-président*, 1849.
Chardon, maire de Bonne, 1849.
Leclerc, curé de Lavoux, 1849·
de Lastic, maire de Sèvres, 1849.
De Chalain, propriétaire, 1849.
Lemith, officier de santé, 1849.

Neuville

Nommé par arrêté du 14 juillet 1849

Caillard, maire, 1849.
Roblin, docteur-médecin. 1849.
Maury, officier de santé, 1849.
Limouzineau. docteur-médecin, 1849.
Touillet (Marc), maire de Blaslay, 1849.
Maille, officier de santé, à Vendeuvre, 1849.
Barreau, maire d'Avanton, 1849.
Lafond, officier de santé à Avanton, 1849.
Debray, juge de paix, 1849.

Vivonne

Nommé par arrêté du 21 juillet 1849

Bellot, notaire et maire, 1849.
Boncenne, juge de paix, 1849.
Amillet, docteur-médecin, 1849.
Frère (Armand), docteur-médecin, 1849.
Georget, curé, *vice-président*, 1849.
Prieur-Demarçay, fils, maire de Château-Larcher, 1849.
Moreau, 1849.

La Villedieu

Ranc, juge de paix, 1849.
Delineau, docteur-médecin, 1849.
Thubert, notaire, 1849.
Trichet, docteur-médecin, à Gizay, 1849.

De Vieillechèze, maire de Nieul, 1849.
Le maire de la Villedieu, 1849.

Vouillé

*Nommé par arrêté du 21 juillet 1849 et installé le
2 septembre suivant*

Poisson, officier de santé, à Lavausseau, 1849.
Lagrange, 1849.
Dessaux, officier de santé à Béruges, *vice-président*,
1849.
Roy (Jules), docteur-médecin, 1849
Gallet (Jules), maire de Benassais, 1849.
Bera, Juge de paix, 1852.
Magne, maire de Frozes, 1852.
Laurenceau, maire de Latillé, 1852.
Murie (Pascal), officier de santé, 1852.
Roy (Louis-Thomas), officier de santé, 1852.
Aubin, propriétaire, 1352.
Berthault (Maximin), officier de santé à Quinçay, 1852.
Magnes-Berteaux, maire de Vouillé, 1860.

Les Jurys médicaux de la Vienne

1804-1904

La Révolution en supprimant les anciennes communautés d'apothicaires, n'avait rien changé quant à la réception des nouveaux pharmaciens. Quelques-uns pourtant, comme nous le verrons pour Châtellerault s'étaient installés sans même se préoccuper de cette formalité. Les inspections annuelles des officines cessèrent d'exister en même temps que les maîtrises et jurandes.

La loi de germinal an XI (11 avril 1803) ne modifie pas sensiblement ce qui existait autrefois. Trois écoles de pharmacie remplacent l'ancien Collège de Paris. Seules elles ont le privilège de recevoir des pharmaciens pouvant exercer sur tout le territoire français. Il en est de même des Facultés de médecine et des médecins auxquels elles confèrent le titre de Docteur.

A côté de ces Écoles et Facultés se créent les Jurys médicaux. Des médecins pris dans les trois Facultés de médecine qui existent à cette époque, sont désignés tous les ans pour aller présider aux examens des officiers de santé et des sages-femmes. Dans chaque département deux autres médecins choisis par le ministre leur sont adjoints. Le médecin délégué et ses deux confrères de la localité constituent à eux trois le jury d'examen qui doit fonctionner au chef-lieu du département.

Pour les pharmaciens de 2ᵉ classe, le Préfet désigne

quatre pharmaciens diplômés d'une École supérieure
qui se joignent aux médecins et forment ensemble un
nouveau jury. Une fois reçus, les pharmaciens de
2e classe n'ont le droit de s'établir que dans le département pour lequel ils ont passé l'examen.

La seconde fonction du jury médical ainsi constitué,
avec en moins le délégué des Facultés, consiste à faire
chaque année l'inspection des pharmacies et épiceries
du département. C'est la continuation des anciennes
visites qui se faisaient avant la Révolution. Nous allons
voir quels avantages les Pharmaciens pouvaient tirer de
la loi nouvelle.

L'ancien Collège de pharmacie de Paris se croyait
bien un peu le droit de recevoir des apothicaires pouvant
exercer dans tout le ressort du Parlement. Ce droit du
reste fort discuté par les communautés de province n'a
pas été croyons-nous, nettement sanctionné par un
arrêt quelconque. La Révolution est arrivée trop tôt
pour cela, et certains procès engagés à ce sujet par les
pharmaciens de Niort n'a pu arriver à bonne fin. En
tout cas les nouvelles écoles de pharmacie héritent de
ce droit, et les pharmaciens reçus par elles ont la faculté
de s'établir dans toute la France. C'est en somme l'extension du privilège assez douteux du Collège de Paris.

Dans les corporations anciennes, les examens pour
obtenir la maîtrise sont généralement passés devant
un ou deux médecins dits jurés royaux, accompagnés
de plus ou moins de pharmaciens. La loi nouvelle
ne fait donc que confirmer la composition de cet
antique jury qui est aussi appelé, comme autrefois, à
faire les inspections des pharmacies et épiceries. Les
pharmaciens reçus par lui ne peuvent s'établir que
dans le département dans lequel il fonctionne, et s'ils
veulent en changer sont tenus de passer un nouvel
examen. Si les anciennes corporations n'admettaient

que ceux qui avaient été acceptés par elles pour exercer dans leur propre ville, du moins les autres étaient libres d'aller où ils voulaient. La nouvelle loi supprime cette liberté et le département devient une barrière que nul ne peut franchir sans être astreint à de nouveaux frais.

La loi de l'an XI est-elle une loi libérale ? Sans hésitation nous pouvons répondre que non. Elle s'est manifestement inspirée de tout ce qui existait avant la Révolution. Si elle n'est pas absolument rétrograde, elle n'indique pas non plus une marche sensible en avant. La présence des médecins aux examens des pharmaciens est une simple tradition qu'elle fait de nouveau renaître. Il en est de même pour l'inspection des pharmacies, vieux souvenir légué par les anciennes communautés des arts et métiers.

Pas plus en 1803 qu'avant la Révolution, les médecins ne possèdent les connaissances pharmaceutiques nécessaires pour accomplir cette double mission. Leur contrôle n'est point utile car ni la science, ni la probité des pharmaciens n'ont été soupçonnées au point de le rendre indispensable.

Voilà un siècle entier que cette institution des jurys médicaux existe dans la Vienne. Nous allons donc étudier son fonctionnement au double point de vue des examens et des inspections des pharmacies en même temps que les modifications qu'elle eut à subir pendant un aussi long espace de temps.

Examens

Après la Révolution, pendant laquelle les Facultés de médecine, ayant cessé d'exister, n'avaient pu délivrer de diplômes, il devenait nécessaire d'examiner la situation des médecins, pharmaciens, chirurgiens, offi-

ciers de santé qui exerçaient en France. Aussi le
1er prairial an XI, M. Cochon, préfet de la Vienne prend
un arrêté prescrivant la confection d'une liste destinée
à comprendre les noms de tous ceux qui à un titre
quelconque exercent l'art de guérir. Le 6 prairial suivant, il désigne dans chaque chef lieu d'arrondissement
un médecin et un pharmacien qui avec deux notables
habitants, doivent vérifier leurs diplômes ou constater
qu'ils pratiquent depuis au moins trois ans. A Poitiers
ce sont Fradin, docteur en médecine et Gérard pharmacien qui sont chargés de ce travail. Le résultat de
cette enquête fut peu important. Quelques officiers de
santé et trois pharmaciens de Châtellerault reçurent
l'ordre d'avoir à passer leurs examens devant le nouveau jury médical.

Le 5 floréal an XII, le citoyen Dumas professeur à
l'Ecole de médecine de Montpellier est chargé de présider le premier jury médical de la Vienne avec les
citoyens Savin-Modeste Fradin, docteur-médecin et
Joseph Maury, chirurgien. Les pharmaciens adjoints
sont : Helion, Desaux, Marchelet et Gérard.

La Vienne est comprise jusqu'en 1830 dans la 1re cir-
conscription de la Faculté de Montpellier qui délègue
chaque année un de ses membres pour remplir l'office
de président du jury d'examen. A partir de cette
époque et jusqu'en 1892 c'est celle de Paris, et actuellement celle de Bordeaux.

Les examens n'ont pas lieu tous les ans dans notre
département. Si le nombre des candidats, dont la liste
est dressée à l'avance, est trop peu considérable et ne
permet pas de recouvrer les sommes dues aux exami-
nateurs, on les envoie passer dans un chef-lieu de
préfecture voisin. Parfois, si ces mêmes candidats
ont des raisons valables ou des protections suffisantes,
ils obtiennent de se présenter dans une ville quelconque

même éloignée de la localité dans laquelle ils doivent s'établir. Quelques-uns se font autoriser, ce qui est assez rare, à changer de département sans avoir à subir un nouvel examen.

Le Dr Morichcau-Beauchamp directeur de l'Ecole de médecine de Poitiers, s'élevait dans une lettre du 9 juin 1822 contre les faveurs accordées aux candidats, sous prétexte qu'il manquait de médecins dans la Vienne. « Je ne pense point disait-il, qu'il y ait tellement urgence d'officiers de santé dans les campagnes, où malheureusement le nombre n'y est que trop grand. » La statistique médicale de la Vienne faite quelques années plus tard en 1828 ne devait pas tarder à lui donner raison. On constate à cette époque qu'ils sont au nombre de 178 dans le département, soit en moyenne un pour 1254 habitants dans les villes et un pour 1629 dans les campagnes. Les Pharmaciens moins nombreux en proportion, atteignent le chiffre de 22. Quant aux sages-femmes, elles sont en tout 95, ce qui est peu même pour l'époque.

Le décret de 1854 accorda aux Écoles secondaires de médecine et de pharmacie, le droit de faire passer les examens aux pharmaciens de 2e classe et aux officiers de santé, en présence pour les premiers d'un professeur délégué d'une Ecole supérieure de pharmacie et pour les autres d'un médecin également délégué d'une Faculté de médecine. Le candidat qui était examiné devant l'Ecole de Poitiers devait faire toujours choix du département dans lequel il voulait s'établir. C'étaient d'abord la Vienne, la Vendée et les Deux-Sèvres, puis en 1882 ces deux derniers furent remplacés par la Creuse et l'Indre.

Cette situation absurde, a pris fin en 1898. Les pharmaciens de 2e classe s'établissent comme leurs confrères de 1re classe où bon leur semble. Pendant près d'un siècle la loi de l'an XI a été appliquée dans toute son intégrité. C'est la première atteinte qu'elle a eu à subir. Espérons que ce ne sera pas la dernière. La Pharmacie en finira avec ces vieux règlements datant du XIVe siècle, et saura comme toutes les autres professions recouvrer sa liberté.

Inspections des Pharmacies

Les articles 29, 30 et 31 de la loi de l'an XI règlent la composition et les attributions des Jurys médicaux destinés chaque année, à faire l'inspection des Pharmacies et Épiceries. Il doivent, comme nous l'avons vu, comprendre deux médecins et quatre pharmaciens. Cette organisation est par la suite modifiée en vertu d'un décret en date du 23 mars 1859, qui dit que les anciens Jurys ayant cessé de faire passer les examens à partir du 1er janvier 1855, ont par cela même, perdu leur attribution la plus importante, celle qui avait motivé leur création. En conséquence les membres qui doivent les composer seront réduits à trois, soit un médecin et deux pharmaciens pris au sein des Conseils d'hygiène du département. Un chimiste ou même un médecin pourront y prendre là place d'un pharmacien. Enfin ceux qui en feront partie prendront le titre d'Inspecteurs des pharmacies.

Une circulaire ministérielle du 30 octobre 1859 ajoute: « que pour aucun motif une personne étrangère aux Conseils d'hygiène ne peut être appelée à faire partie d'une Commission d'inspection. » De plus, il y en aura une par arrondissement. Comme dans ce cas il n'est pas toujours facile de les constituer faute de pharmaciens compétents, le Préfet aura le droit d'y mettre trois médecins, ou deux médecins et un chimiste « mais cela doit être fait avec la plus grande prudence, la règle

établie par la circulaire du 24 avril 1859 devant être
appliquée autant que possible. »

La réduction du nombre des membres du Jury d'inspection était depuis longtemps demandée. Nous trouvons en
1839 le vœu suivant émis par le Conseil général de la
Vienne sur la proposition du Dr Lerpinière et renouvelé
plusieurs années de suite : « Le Conseil demande que
le Jury médical chargé d'inspecter les pharmacies, les
boutiques et magasins des droguistes et épiciers herbo-
ristes, qui, aux termes de la législation actuelle, doit être
composé de médecins et pharmaciens pris au chef-lieu
du département, soit désormais composé d'un pharmacien pris au chef-lieu du département et de deux médecins pris au chef-lieu de chaque arrondissement. » Cet
honorable médecin montre un peu trop ses préférences
professionnelles. Le Jury aurait gagné à être moins
nombreux mais sa compétence n'en aurait point été
augmentée. Du reste le Dr Moricheau-Beauchamp obte-
nait en 1828 de dédoubler le Jury et de faire inspecter
chaque arrondissement par un médecin accompagné
d'un pharmacien. Cette manière d'agir fut suivie pendant plusieurs années.

Jusqu'en 1859 il n'existe qu'un seul Jury médical dans
la Vienne, en conformité du reste avec la loi de l'an XI.
Le décret de 1859 en le transformant crée une commission d'inspection par arrondissement. Malgré cela, une
seule et unique fonctionne pendant plus de 40 ans dans
la Vienne. Pourtant en 1876, les Sous-Préfets et les
membres de la Commission sont consultés pour savoir
s'il n'y aurait pas lieu de modifier l'état de choses qui
existe depuis si longtemps. La Commission d'accord en
cela avec les Sous-Préfets répond qu'il serait difficile
d'en organiser une par arrondissement. Les éléments
feraient défaut par suite du manque de pharmaciens de
1re classe. Il serait, ajoutent-ils, peu convenable de

faire inspecter ces derniers par ceux de seconde classe. inférieurs en grade et souvent en capacité. Toutefois il pourrait exister deux commissions. Une pour Poitiers, Civray, Montmorillon, l'autre pour Châtellerault et Loudun.

Cette dernière manière de faire fut adoptée de 1898 à 1900. Deux commissions, prises l'une dans le Conseil d'hygiène de Poitiers et l'autre dans ceux de Châtellerault et Loudun eurent la charge de visiter les pharmacies et épiceries du département. En 19 1, dans chacun des arrondissements de la Vienne, se forma une commission indépendante, en empruntant toutefois quelques membres aux Conseils d'hygiène voisins. Actuellement cette organisation est complète et entièrement conforme au décret de 1859.

La loi de Germinal an XI. en créant les Jurys médicaux, oublia d'indiquer de quel façon ils seraient rénumérés. L'arrêté du 25 Thermidor suivant vint en partie combler cette lacune. Le dernier paragraphe de l'article 42 dit : « Il sera payé pour les frais de ces visites, six francs par chaque pharmacien et quatre francs par chaque épicier et droguiste, conformément à l'article 16 des lettres patentes du 10 février 1780. »

La question financière concernant les visites reste absolument ce qu'elle était sous la royauté. Au surplus il en est de même de celle des poids et mesures qui intéresse tous les commerçants. Ce sont les inspectés qui payent les inspecteurs. Aussi ces deux sortes d'inspection sont dans leur genre fort rares en France. Ceux qui ont intérêt à les voir pratiquer devraient, en bonne justice. être seuls à en supporter les frais.

Le Jury médical n'eut pendant 30 ans pour tout appointement que le produit des droits de visites. Aussi le voyons nous, en 1813, déclarer qu'il veut bien opérer gratuitement à Poitiers mais qu'il entend être remboursé de ses frais pour aller à la campagne. Pour cela on prélève 'es sommes nécessaires, sur les fonds provenant des examens subis par les officiers de santé, pharmaciens de 2e classe et sages-femmes. En 1817 les dépenses du Jury se montent à 419 francs et les droits recouvrés à 238 francs, et le déficit est comblé de la façon que nous venons de voir.

Une chose vraiment très ennuyeuse pour les membres du Jury, était de réclamer séance tenante les droits de visite. Le 3 janvier 1828 le Dr Moricheau-Beauchamp s'en plaint amèrement et déclare que les inspections sont de ce fait fort désagréables : « par suite de l'obligation que l'on a de percevoir à l'instant de la visite le droit qu'a déterminé la loi ». Il demande que cette perception soit faite à l'avenir par les employés des finances.

Après 1830 les frais d'inspection, de même les recettes, sont incorporés au budget départemental et chaque année le Conseil général appelé à les voter. Ce système bien meilleur que le précédent, n'arrive pas toutefois à enthousiasmer les Conseillers généraux. Ils s'aperçoivent vite qu'il en coûte assez cher pour garantir leurs concitoyens contre la fraude. Les dépenses qui ne s'élevaient pas à 500 francs en 1817, atteignent environ 2.000 francs pour l'année 1839.

En 1840 le Conseil général constatant un déficit de 1500 francs mis au compte du département, déclare, comme nous l'avons vu, que le nombre des membres du Jury est trop considérable et que quatre seraient suffisants. En 1841 il renouvelle sa précédente déclaration et la précise de la façon suivante :

« Attendu que cette dépense est placée au nombre « de celles qui sont facultatives.

« Attendu que le Ministre ne s'est pas expliqué sur « les vœux précédemment émis.

« Réduit l'allocation à la somme de 500 francs.

Nous arrivons maintenant dans une période de lutte entre les Préfets qui réclament les crédits et les Conseils généraux qui les refusent. Aussi faute d'argent les inspections n'ont pas lieu en 1841 mais elles reprennent en 1842. L'année suivante le crédit de 500 francs étant plus qu'insuffisant il reste un déficit de 1,463 fr. 35 cent. Bref, jusqu'en 1849 les choses se passent ainsi, puis de cette époque jusqu'en 1852 les inspections cessent com plètement.

En 1853 le Dr Barrilleau directeur de l'Ecole de méde-cine écrit au Préfet de la Vienne pour demander le réta-blissement du Jury médical. C'est ce qui a lieu l'année suivante. Le Conseil général, conformément à la cir-culaire du 20 mars 1829, veut bien inscrire pour cela une somme de 700 francs à son budget. Cette somme est couverte en partie par les recettes et en réalité le dépar-tement ne débourse que le surplus de ce qui peut man-quer pour la parfaire. Ainsi en 1856 il touche 250 francs et n'ajoute que 450 francs.

A partir de cette époque les frais d'inspection augmen-tent sensiblement en même temps que s'élève le mon-tant des droits à recouvrer. Ces derniers passent de 350 fr. en 1858, à 700 fr. en 1863 et les premiers de 900 francs à 1.100 fr. pour les mêmes années. Malgré cela le budget départemental n'a guère tous les ans à sup-porter qu'un déficit de 400 francs.

Quand on examine ces chiffres on est frappé de l'extension des recettes se produisant à la suite de la promulgation du décret de 1859. En diminuant le nom-bre des membres du Jury, il le rend plus mobile, lui permet d'effectuer les visites tous les ans, et en sup-prime une partie des frais.

Telles furent les deux premières périodes financières

par lesquelles eurent à passer les Jurys d'inspection.
Nous arrivons maintenant à la troisième.

Une circulaire du Ministre de l'Intérieur en date du
25 novembre 1867 déclare qu'à partir de 1868 les recettes
et les dépenses des inspections seront incorporées au
budget de l'Etat, qui se chargera de tout.

En 1868 le crédit pour les inspections de la Vienne
basé sur ce qui existait déjà, se monte à 1040 fr. Il reste
stationnaire jusqu'en 1880. Il est alors porté à 1.200 fr.
pour passer à 1.500 fr. en 1885 et à 1.800 fr. en 1897.
Ce crédit est largement compensé par les recettes qui
s'élèvent à près d'un tiers de plus que les dépenses.

Comme il a été dit à la Chambre des députés cette
inspection est une des rares qui non seulement ne coûte
rien à l'Etat mais qui encore lui donne des bénéfices.

Les appointements accordés aux Inspecteurs sont
basés de 1868 à 1898 sur leurs frais de transport, de
nourriture et sur le nombre de leurs vacations. Depuis
quelques années cette manière de faire a été modifiée.
Ils touchent une somme fixe par chaque établissement
visité et taxé, plus une somme globale variant suivant
la localité dans laquelle ils doivent se transporter.

Il nous reste à voir si le but que s'est proposé le législateur en maintenant cette antique tradition a été
atteint.

Quand on parcourt les procès-verbaux laissés, en
petit nombre du reste, par ces commissions, il est facile
de voir qu'au début, leur attention s'est portée d'une
façon spéciale sur les pharmacies. C'est à peine si quelques épiceries sont visitées ne donnant lieu du reste à
aucune observation spéciale.

Les médicaments sont partout sérieusement examinés
eu égard au peu de temps dont les inspecteurs disposent.
En cas de besoin des échantillons sont prélevés en vue
d'un examen ultérieur. Des avertissements sont adressés

aux délinquants par les soins du Préfet, et en cas de récidive, des poursuites demandées. Quand le pharmacien vieux et fatigué néglige son officine on l'invite à la céder à un confrère plus jeune, plus robuste et plus capable de la tenir convenablement. Les règlements concernant la vente des substances vénéneuses donnent souvent lieu à des observations. Les livres destinés à l'inscription des poisons ne sont pas toujours tenus régulièrement, et les armoires rarement fermées à clef. Enfin comme en 1832 au moment de la peste, il est tenu grand compte de l'approvisionnement des pharmacies en médicaments de toutes sortes.

Les élèves destinés à tenir les officines des veuves de pharmaciens sont examinés avec soin par le Jury. C'est ainsi que pour observer l'art. 41 de la loi du 25 thermidor an XI, le jeune Billaudeau est appelé le 5 janvier 1838 à passer un examen sur la pharmacie, la botanique, et l'histoire naturelle. Ayant très bien répondu à toutes les questions posées par le Jury, il est reconnu posséder les connaissances pour tenir avec *exactitude* et *probité* la maison de la veuve Chandor à Poitiers. Ces sortes d'examens n'existent plus de nos jours pour les élèves chargés de gérer les pharmacies délaissées à la mort des titulaires. Le hasard et l'intérêt seuls, guident leur choix, ce qui peut être souvent préjudiciable à l'intérêt du public.

Une préoccupation constante des Jurys médicaux fut la suppression de la vente illégale des médicaments. Ils les font saisir et dresser des procès-verbaux, mais rarement des condamnations viennent clore les poursuites. Ils dénoncent d'une façon constante les agissements des communautés religieuses dans les campagnes et mêmes dans les villes. En vain les Préfets cherchent à mettre les tribunaux en mouvement. Il leur est invariablement répondu, que la possession des médicaments ne suffit pas pour intenter des poursuites il faut de plus en prouver la vente et la livraison. Bref, les délits sont connus de tout le monde mais faute de témoins, sinon de preuves, restent impunis. Par suite de l'exécution de la loi sur les associations, l'exercice illégal de la phar- macie a disparu avec les communautés religieuses, tout en essayant de reprendre dans les épiceries.

Nous ne saurions terminer cette étude sans donner un aperçu du mouvement pharmaceutique dans la Vienne de 1801 à 1904 pendant un siècle. Il est en quel- que sorte le corollaire naturel de tout ce que nous avons dit plus haut.

A Poitiers, en 1789, le nombre des pharmaciens est de 7 pour passer à 8 en 1804. Nous en trouvons à cette dernière date, 4 à Châtellerault, 1 à Loudun, et 2 à Mont- morillon, soit un total de 15 pour tout le département.

En 1822, Poitiers en compte 9. — Châtellerault 4. — Montmorillon 1. — Civray qui n'en avait pas en a un établi en 1812. — Loudun 2, soit en tout 17.

En 1828, Poitiers possède 10 pharmacies — Civray 2 — Châtellerault 4 — Loudun 2 — Montmorillon 2. De plus deux autres ont été créées, l'une à St Savin en 1824 et l'autre à Chauvigny la même année. Bref, il en existe une pour 11152 habitants, dans le département de la Vienne.

Poitiers en compte une pour 2136 habitants.

L'Arrondissement de Poitiers, — une pour 8080 habi- tants.

L'Arrondissement de Châtellerault — une pour 12083 habitants.

L'Arrondissement de Civray — une pour 21254 habi- tants.

L'Arrondissement de Loudun — une pour 16272 habi- tants.

L'Arrondissement de Montmorillon — une pour 13939 habitants.

A partir de cette époque nous voyons les Pharmaciens s'installer dans les chefs-lieux de canton.

Radeau à Mirebeau en 1829, puis Guillot en 1832.

Pallardy et Dupont à Couhé en 1829 et 1832.

Maurat à l'Ile-Jourdain en 1838 — Granier à Lusignan en 1833.

Par suite de ces nouvelles créations le nombre des Pharmaciens est de 31 pour 1837. En 1846 il arrive à 36. Poitiers seul en compte 12, Châtellerault 6, Lusignan 2, Loudun 3, Couhé 2, Montmorillon 3.

Cette augmentation semble surtout porter sur les grosses agglomérations. C'est en somme la concurrence entre pharmaciens qui fait son apparition mais qui ne tarde pas à disparaître, c'est du reste chose facile à expliquer.

Les nouveaux pharmaciens qui s'installèrent dans de petites localités entre 1830 et 1845 furent loin d'être reçus à bras ouverts, non par les populations, mais par les médecins, religieuses et épiciers. Ils venaient tarir pour eux une source de bénéfices à laquelle ils tenaient naturellement beaucoup. Les médecins et surtout les officiers de santé étaient nombreux dans les campagnes. Ils avaient de plus, conservé les vieilles traditions des chirurgiens leurs prédécesseurs, de fournir des drogues à leurs malades. Ils n'y voulurent point renoncer. De là une lutte opiniâtre entre eux et les nouveaux venus. Le pharmacien qui manquait d'énergie ou de fortune préférait quitter la place et aller s'installer là où il savait trouver la paix. C'est ainsi que disparurent les premières pharmacies installées à Neuville, Charroux, Angles, Vivonne, St Savin, etc.

En établissant dans des localités plus importantes, les pauvres diables ne tardèrent point à voir qu'ils avaient changé leur cheval borgne pour un aveugle. La concurrence produisit son effet et peu à peu le trop plein finit par disparaître à partir de 1848.

En 1840 le nombre des pharmaciens est de 10 à Poitiers, puis de 9 en 1854. Il se maintient à 6 pour Châtellerault. Des créations nouvelles ont lieu à Gençais et à Lussac-les-Châteaux.

En 1858 les pharmacies de Poitiers se maintiennent à 9. Elles descendent à 5 pour Châtellerault et restent sans aucun changement à Civray, Loudun, Montmorillon. Des fondations ont eu lieu à Lencloître et à la Roche-Posay. En somme la Vienne en compte 33 tandis qu'en 1816 elle en avait 36. Cette baisse de trois unités peut être attribuée à l'exécution de l'article 13 de l'ordonnance du 27 septembre 1840, prescrivant qu'à l'avenir nul ne pourrait être reçu pharmacien sans avoir au préalable été reçu bachelier ès-lettres. En 1850 cette prescription n'était point tombée en désuétude, car une circulaire ministérielle du 14 juin de cette même année en prescrivait encore l'exécution rigoureuse.

Le total des pharmacies de la Vienne est de 35 pour 1861 et passe l'année suivante à 38, puis à 39 en 1863 et enfin atteint 40 en 1864. Une officine est créée pour la seconde fois à Vivonne, ainsi qu'à Neuville.

Nous trouvons en 1865 une création à la Trimouille, une à Angles-sur-l'Anglin en 1869, et une autre aux Ormes la même année, mais ces deux dernières sont bientôt appelées à disparaître. Ce ne sera qu'à la troisième fondation que ces pharmacies parviendront enfin à se maintenir.

En 1870, Poitiers compte 11 pharmacies, Châtellerault 5. Civray 2, Montmorillon 2 et Loudun 3. Il en existe dans 18 communes de la Vienne et leur total se monte à 40.

Poitiers en possède 12 et son arrondissement 16 pen-

dant l'année 1876. Châtellerault en a 5 et son arrondissement 8, Civray 2 et l'arrondissement 11. Enfin Loudun
en a 3, et le département en compte 43 en tout.

En 1882 l'arrondissement de Poitiers est passé de 16
à 19. Ceux de Civray et de Loudun le premier de 5 à 6
et le second de 3 à 4. Les autres au contraire diminuent
chacun d'une unité par suite de la disparition des pharmacies des Ormes et d'Angle-sur-l'Anglin.

La Vienne possède 47 officines pendant l'année 1883,
puis 48 l'année suivante pour atteindre 49 en 1886 et 53
en 1887.

Dans notre rapport pour 1889 sur l'inspection annuelle
des pharmaciens, publié dans le Recueil des travaux
du Conseil d'hygiene nous avons établi l'état de cette
profession dans le département. Les pharmaciens sont
au nombre de 55, soit un pour 6.219 habitants et se
répartissent de la façon suivante :

Arrondissement de Poitiers, un pour 6 676 habitants.
Arrondissement de Châtellerault un pour 5.786 habi-
tants.
Arrondissement de Civray, un pour 6 404 habitants.
Arrondissement de Loudun, un pour 7.104 habitants.
Arrondissement de Montmorillon, un pour 5.574
habitants.
La ville de Poitiers seule en compte un pour 2.836
habitants.

Au point de vue de leur répartition dans les commu
nes, nous trouvons pour chaque arrondissement.

Montmorillon 1 pharmacien pour 8 communes
Civray....... 1   —   — 9 —
Châtellerault. 1   —   — 10 —
Poitiers...... 1   —   — 13 —
Loudun...... 1   —   — 28 —

En 1890 aucun changement sur l'année précédente.
Nous en comptons 58 pour 1891 et 1892, soit 17 de 1re

classe et 41 de 2e classe. Il y a baisse d'une unité en 1893
mais le chiffre remonte à 61 en 1894 et atteint 64 l'année
suivante.

A partir de cette époque il devient difficile de suivre
le mouvemant rapide et incohérent parfois des nouvelles fondations. Elles s'opèrent tout d'abord de pré-
férence dans les villes plutôt que dans les campagnes.
La plupart du temps elles ne répondent à aucun besoin
du public. C'est purement la concurrence qui en est le
but. Par malheur cette concurrence prend vite un
caractère plutôt commercial que scientifique. Aussi le
niveau moral et intellectuel de la profession n'a rien a
y gagner.

Cet état de choses que tous les pharmaciens déplorent
ne sera pensons-nous que transitoire. La loi de 1898 qui
supprime la seconde classe produira son plein effet dans
quelques années et alors avec plus de sécurité pour la
vie matérielle, reparaîtront les anciennes traditions de
science, de probité et de dévouement.

En 1904, soit un siècle après la loi de l'an XI Poitiers
compte 18 pharmacies, Châtellerault 11. La première
avait débuté il y a 100 ans avec 8 et la seconde avec 4,
Civray qui n'en avait aucune en possède 3, Loudun 4 au
lieu de 1, et Montmorillon 3 au lieu de 2. Il n'en existait
aucune dans les campagnes. Maintenant 45 sont dans
les communes ce qui donne un total de 84 pour tout le
département.

Si nous établissons à Poitiers un tableau comparatif
du nombre d'habitants par pharmacie à des époques
différentes nous trouvons :

En 1804..... 1 pharmacie pour 2.285 habitants
   1822..... 1   —   — 2.373 —
   1846..... 1   —   — 2.230 —
   1858..... 1   —   — 2.470 —
   1870..... 1   —   — 2.821 —

1890..... 1   —   —   3.306   —
1904..... 1   --   —   2.148   —

Le nombre d'habitants pour une pharmacie n'est pas sensiblement inférieur à ce qu'il était il y a un siècle. Nous le voyons monter à partir de 1870 et atteindre le maximum en 1890. Cette anomalie s'explique facilement par un fait d'ordre purement commercial. Le prix de vente des médicaments ayant beaucoup baissé à partir de 1877 les bénéfices devinrent à peu près illusoires, et personne n'osa pendant cette période installer une nouvelle officine. On vit même deux pharmaciens abandonner la lutte en 1889 et 1892 et fermer leur maison.

La situation économique des pharmaciens à Poitiers n'a fait que devenir de plus en plus mauvaise par suite des nouvelles fondations. Aussi croyons-nous que pour le moment elle pourrait devenir critique pour quelques-uns. Du reste le temps fera son œuvre amenant la réussite des uns et la décadence des autres.

Si nous examinons la situation de la pharmacie dans la Vienne comparativement au nombre des habitants de chaque arrondissement, nous trouvons :

	1828	1889	1905
Arrondissement de Poitiers, un pharmacien pour..................	8.080	6·676	3.983 habitants
Arrondissement de Châtellerault, un pharmacien pour.............	12.083	5.786	3.631 —
Arrondissement de Civray, un pharmacien pour...................	21.254	6.404	3.879 —
Arrondissement de Loudun, un pharmacien pour...................	16.272	7.104	5.678 —
Arrondissement de Montmorillon, un pharmacien pour..............	13.939	5.574	4.000 —

Ce qui donne dans tout le département.

En 1828 un pharmacien pour 11.152 habitants
En 1889 un   —   —   6.219   —
En 1904 un .   —   —   4.004   —

Au point de vue de la répartition des pharmacies dans les communes nous trouvons qu'il y en avait :

En 1804 dans 4 communes
En 1828 — 7 —
En 1850 — 13 —
En 1870 — 17 —
En 1889 — 23 —
En 1904 — 36 —

Le mouvement pharmaceutique dans la Vienne s'est aussi bien effectué dans les chefs-lieux de cantons qu'ailleurs. Beaucoup d'entre eux qui ne possédaient il y a 20 ans qu'une seule officine en ont actuellement deux ou trois. Les pharmaciens devenus plus nombreux et plus audacieux ont également créé dans des localités nouvelles. La crainte du médecin, des religieuses et des épiciers, vendeurs de drogues semble avoir disparu. Le besoin de vivre a surmonté tous les obstacles et ouvert des débouchés nouveaux. De cela nos populations ne pourront que se louer, car l'exercice séparé de la médecine et de la pharmacie sera toujours une sérieuse garantie pour les malades.

Pour terminer, nous allons donner la liste des membres des Jurys médicaux et celle des Inspecteurs des pharmacies, épiceries et drogueries. Nous y ajouterons les noms des pharmaciens qui ont exercé ou exercent encore dans la Vienne Nous aurons de la sorte un aperçu aussi complet que possible de ceux qui ont pratiqué cette profession dans notre département au cours du XIXᵉ siècle.

Jury médical (1804-1859)

MÉDECINS, *membres titulaires*

Fradin (Savin-Modeste), 1804.
Maury (Louis-Joseph), 1804.

Joslé (Gilles), 18.8.
Amillet (Joseph), 1828.
Moricheau-Beauchamp (René), 1822-1832.
Guignard (Pierre-Ernest), 1832-1834.
Arlin (Stanislas), 1834-1859.
Barilleau (Claude-Charles), 1832-1859.

PHARMACIENS, *membres adjoints*

Gérard (Jean-Antoine), 1804-1822,
Desaux (Jacques-Augustin), 1804-1823.
Marchelet, 1804-1812.
Hélion (Jean-Charles), 1804-1829.
Buchey (Victor), 1812-1832.
Chandor (Charles), 1829 1837.
Grimault (Emile), 1832-1859.
Guillot, 1837-1859.
Turrault (Emile) 1837-1844.
Mauduyt (Pierre-Joseph-Théolinde) 1844-1859)

Inspecteurs des pharmacies (1859-1904)

MÉDECINS

Barilleau, 1859-1865.
Bonnet (Delphin), 1865-1878.
Poisson (Gustave), 1878-1898.
Roland, 1898-1904.
Thiaudière, à Lussac-les-Châteaux, 1901-1902.
Drumez, à Châtellerault, 1898-1904.
Amirault, à Loudun, 1901-1904.
Desbordes, à Civray, 1901-1904.
Véronneau, aux Trois-Moutiers, 1902.

Gobillot, à la Trimouille, 1902.
Niot, à Montmorillon, 1903-1904.

PHARMACIENS

Mauduyt, à Poitiers, 1859-1895.
Malapert père, à Poitiers, 1859-1879.
Rambaud, à Poitiers, 1880-1904.
Dehogues, à Châtellerault, 1895-1904.
Bouchet, à Poitiers, 1898-1904.
Bernier, à Loudun, 1898-1904.
Granger, à Civray, 1901-1904.
Chataigner, à Civray, 1901-1904.
Lebeau, à Châtellerault, 1902-1904.
Rullaud, Chauvigny, 1902-1903.
Tonnerie, à Montmorillon, 1904.
Etève, à la Trimouille, 1904.
Jullien, aux Trois-Moutiers, 1904,

PHARMACIENS DE LA VIENNE 1804-1904

Arrondissement de Poitiers

POITIERS

Hélion Jean-Charles, 1787-18.2 ; Malapert, Pierre-Prosper, 1822-1863 ; Malapert Prosper, fils, 1863-1876 ; Rambaud Pierre, 1877-1897 ; Gaudeffroy Georges, 1897-1903; Pépin Emile, 1903.

Bouriat Bernard, 1758 1806 ; Courtault Jules, 1818-1841; Roy Ulysse, 1841-1869 ; Proust, 1869 1880 ; Hubert, 1880-1893 ; Brebinaud Paul, 1893.

Desaux Jacques-Augustin, 1776-1817 ; Desaux Frédéric fils, 1817-1843 ; Morand André, 1835-1849 ; Ducoux, 1849-1872 et 1874-1889 ; Guittonnière, 1872-'877 ; Devoys Edouard, 1889-1892.

Robin-Chandor Charles, 1800 1837 ; Billaudeau, 1837-1843 (1) ; Mauduyt Pierre Joseph-Théolinde, 1843-1878 ; de Lacouture, 1878-1885 ; de Mondenart, 1885-1887 ; Bouchet Léon, 1887.

Gérard Jean-Antoine, 1778-1812 ; Parat-Gérard, 1812-1830 ; Collinet, 1830-1844 ; Gallet Jean-Baptiste, 1844-1877 ; Dulin, 1877-1886 ; Gatard, 1886 1889 ;

Marchelet, 1770-1825 ; Turrault Hercule, 1825-1855 ; Bergerat, 1855-1858.

(1) Nous trouverons M. Billaudeau à Lussac en 1843. Il en sera de même de certains pharmaciens qui ont changé deux ou même trois fois de localité. En tout cas cette liste sera aussi complète que les documents nous ont permis de la faire.

Buchey Pierre, 1767-1806 ; Buchey Victor, fils, 1806-1815 ; Mathelon Pierre, 1835-1845 ; Meillet, 1845-1851 ; Meslin Amant, 1851-1885 ; de Lagenest Gaston, 1885.

Guichard, 1816-1856 ; Berland Octave, 1856- 1896 ; Cartier Maurice, 1896.

Despouges, 1824-1859 ; Lafu, 1859-1864 ; Sauvage Jean-Hilaire, 1864 ;

Guillot 1811-1849 ; Perrot Jean-Philippe 1849-1857 ; Poirault Pierre, 1857-1902 ; Guyonneau Auguste, 1902.

Brumault et Dupont, 1872-1876 ; Brumault (seul), 1877-1881 ; Chevrier G., 1881-1886 ; Chaussat Léopold, 1886 ;

Mande-Blais Charles, 1864-1901 ; Martin Léon, 1904.

Landriault, 1877-1882 ; Bombrault, 1882-1885 ; Arfeuill Pierre, 1885-1897 : Puy Raoul, 1897.

Grimault Emile, 1825-1865 ; Grimault fils, 1865-1873 Jouteau Georges, 1873-1886 et de 1893-1900 ; Blanchon Maurice, 1886-1890 ; Chassagne Edouard, 1900-1904 ; Limousin, 1904.

Coutard Julien, 1812 ; Goujon Louis, 1825 ; Avril 1857 ; Foureix Paul, 1897 ; Troussereau Octave, 1900 ; Durand Marcel, 1903 ; Smith, 1903 ; Raymond, 1903 ; Durand René, 1904 ; Quentin Hector, 1904 ; Lenoble, 1904.

MIREBEAU

Rideau, 1826 1854 ; Guillot, 1833-1841 ; Avril Paul-Martial, 1839-1851 ; Lecointre Victor, 1854-1889 : Lecointre Victor fils, 1889-1899 ; Huon, dit Navrancourt Marcel, 1899.

Morin Alfred, 1878-1901 ; Barré Henri, 1901.

LUSIGNAN

Granier Pierre-Mathurin, 1833-1840 ; Félix, dit Lami Jean, 1841-1897 ; Amillet Gaston, 1897.

Pinet, 1898-1899 ; Moquillon Gustave, 1900.

SANXAY

Mande-Blais Charles, 1856-1864 ; Ballu Aimé, 1868.

VIVONNE

Avril Paul-Martial, 1861 ; Valade Narcisse. 1876-1888 ; Savit Auguste, 1888-1899 ; Crouzat Gustave, 1899 ; Boutineau Charles, 1896.

NEUVILLE

Vincent Honoré, 1838-1840 ; Bourdin, 1865-1891 ; Delage Anatole, 1891.
Blanquier, 1892-1896 ; Moreau Henry 1896.

LATILLÉ

Lardant Albert, 1894 ; Houpert 1893 1900.

ST-SAUVANT

Perrier Georges, 1897-1904.

ST-JULIEN-L'ARS

Glemet Antoine. 1914

JAULNAY

Drouiliard, 1904.

Arrondissement de Châtellerault

CHATELLERAULT

Seuilly Pierre, 1781-1828 ; Seuilly François, fils, 1805-1852 ; Aumaître Jacques, 1806-1822 ; Aumaître Jacques, fils, 1822 ; Deniau Louis-Pierre, 1801-1822 ; Deniau Pierre, fils, 1830-1873 ; Dehogues Camille, 1873 ; Delacoux-Desroseaux Pierre, 1810 ; Delacoux-Seuilly Jean-Baptiste, 1820 ; Collin 1820 ; Meslin Benjamin, 1832 ; Bera Théodore Désiré, 1830-1867 ; Bruneau 1830 ; Miramont, Jean-Emile, 1843-1862 ; Milon, 1867 ; Barrion 1868 ; Menier 1872-1878 ; Crochet Amédée, 1878 ; Caillard Alphonse ; 1867-1878 ; Dubreuil Victor 1878-1900 ; Dubreuil Gustave, fils, 1900 ; Orillard Victor, 1865-1892 ; Lefeve Raoul, 1892 ; Serph Gaston, 1865-1892 ; Serph Pascal, 1893 ; Lethon 1885-1889 ; Pottier 1889-1895 ; Picquet 1889-1895 ; Mercier Charles, 1895 ; Caillaud Eugène, 1895 ; Chauvin Alfred, 1885-1897 ; Lebeau Camille, 1897 ; Durand Jules, 1895 ; Delidon Emile, 1809 ; Mademoiselle Brion, 1901.

LENCLOITRE

Amiet Prudence Marie Hyacinthe, 1841-1867 ; Landriault, 1867-1877 ; Pacault, 1803.

LA-ROCHE-POSAY

Blercau Pierre, 1855 ; Roche Daniel, 1879.

LES ORMES

Laurais, 1876-1879 ; Serreau Amédée, 1886-1901 ; Champigny René, 1901.

Arrondissement de Civray

CIVRAY

Brou-Duclaud Simon, 1812-1841; Brou-Duclaud Jules, 1841-1848 ; Lapeyre Alexandre, 1848-1878 ; Granger Fer̄nand, 1878 ; Serph Auguste-Charles, 1839- 865 ; Peyramaure, 1865-1898 ; Chataignier Louis, 1898 ; Lafauric Clément, 1893-1901 ; Sudour Victor, 1901.

GENÇAIS

Tillé 1848-1857 ; Bellin Narcisse, 1857-1889; Devoys Edouard, 1886-1889; Chaussebourg Marcel, 1889 ; Jallon Simon, 1904.

SOMMIÈRES

Armand Ludovic, 1896.

COUHÉ-VÉRAC

Dupont Henri-Chéri, 1833-1856 : Pradeau Amédée, 1856-1887; Rivail. 1871 ; Collot Zacharie, 1861-1871; Pallardy Jean, Gabriel Ubzau, 1829-1872 ; Chantreau Alfred, 1871-1900 ; Guyonneau Auguste 1891-1901 ; Moulin Maurice, Georges 1901 ; Basset Paul, 1880 ; Tourty Joachim, 1900.

CHARROUX

Prevignaud 1870-1886 ; Dupeux Raoul 1886-1893 ; Suant 1887-1839; Chataignier Louis, 1893-1900; Babaud Dulac Paul, 1898.

AVAILLES-LIMOUSINE

Hispan 1886-1892; Audonnet Martial, 1892 ; Constantin Louis, 1896.

USSON

Heidet Alfred-Louis, 1890.

Arrondissement de Loudun

LOUDUN

Dubois Pierre Victor, 1799-182? ; Poirier Abel Georges
Augustin 1826-1865 ; Poirier Abel, fils, 1865-1889 :
Juvin, 1889-1893 ; Forget Albert, 1893 ; Chambourdin
Jean-Pierre, 1817 ; Meunier Michel-Sébastien, 1826 ;
Moland Olivier, 1816 ; Bernier Emile-Louis, 1851-1885 ;
Bernier Louis 1885 ; Roy, 1877- 883 ; Manet 1883-1896 ;
Chabane Emile. 1896 ; Deval Charles, 1883.

MONTS-SUR-GUESNES

Grandjean, 1878-1884 ; Poirault 1884-1889 ; Char-
rière Louis 1890.

LES TROIS-MOUTIERS

Perrier Georges, 1894-1897 ; Julien Célestin, 1897.

Arrondissement de Montmorillon

MONTMORILLON

Rousseau Louis, 1783-1830 ; Belleoux Pierre, 1823;
Despouges, 1824 ; Lefrançois Charles-Louis, 1803-1828 ;

Chambert Pierre, 1834 ; Ducellier Charles-Fredéric, 1810 ; Comte Louis-Hyppolite, 1851; Auclair Myrtil, 1847 ; Collinet Baptiste, 1844-1867 ; Brumault, 1867-1872 ; Renault Louis, 1870 ; Tonnerie Charles, 1874 ; Gaullier Emile, 1884 ;

ST-SAVIN

Delmas Jean-Flavien ; 1836 ; Belleoux-Gauvinière Antoine-Marcel, 1824-1853 ; Belleoux-Gauvinière Michel, fils 1827-1853 ; Gatineau 1872-1890 ; Bonamy Alexandre, 1890 ; Blereau 1888-1890 ; Jollivet ; 1890-1897 Simon, 1897-1904 Jouliat, 1904.

CHAUVIGNY

Despouges; 1824 ; Guillot 1849 ; Testaud François-Jacques-Félix, 1850-1870 ; Dubreuil Victor, 1870-1879 ; Hubault Benjamin, 1878-1889 et depuis 1896 ; Boutron, 1889-1896 ; Rullaud Louis, 1855-1886 ; Rullaud Gaston, fils, 1886-1902 ; Simon, 1902 ; Durrande 1892-1901 ; Sausseau Eugène, 1901 ;

ANGLES-SUR-L'ANGLIN

Dugué 1851-1875 ; Blanquier, 1888-1889 ; Houpert 1891-1894 et depuis 1898 ; Rivalland 1794-1897 ; Pierre 1897 1898.

LA TRIMOUILLE

Bertrand Octave, 1864-1902 ; Etève 1902 ; Desmousseaux Pierre. 1896.

LUSSAC-LES-CHATEAUX

Billaudeau, 1843-1887 ; Billaudeau Edmond fils, 1887;

VERRIÈRES

Teillé, 1869 ; Gillard Louis, 1879-1904 ; Chantreau fils, 1904.

L'ILE-JOURDAIN

Maurat, 1834-1877 ; Pradeau Amédée, 1871-1886 ; Guillon Albert, 1877 ; Gouillard Edmond, 1888 ;

PERSAC

Glemet Antoine, 1899-1903 ; Dubois Jean-Alexandre, 1903 ; Rodillon Georges, 1904.

LATHUS

Lotte Albert, 1897.

ADRIERS

Tailletrou Paul. 1901.

P. RAMBAUD.

TABLE DES MATIÈRES

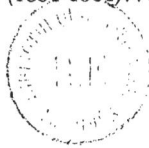